Die neue große Tabelle der Kalorien und Nährstoffe

Die neue große Tabelle der Kalorien und Nährstoffe

Urania

Zum Thema »Gesunde Ernährung« sind im
URANIA VERLAG erschienen:

Der Diätkompaß (Nr. 572)

Die Schlankformel: Weniger Fett – mehr
Vitalstoffe (Nr. 565)

Schön und schlank mit Trennkost (Nr. 573)

Die richtige Ernährung für Ihr Baby (Nr. 576)

Die Deutsche Bibliothek – CIP-Einheitsaufnahme

Carlsson, Sonja
**Die neue große Tabelle der Kalorien
und Nährstoffe /**
Sonja Carlsson. – Orig.-Ausg. –
Berlin: URANIA, 1996
ISBN 3-332-00578-2
NE: Carlsson, Sonja

Redaktion: Dr. Reitter & Partner Verlag GmbH,
85591 Vaterstetten
Umschlaggestaltung und Layout:
Steinkaemper/Lohmann, Visuelle Kommunikation,
86859 Igling
Titelbild: Transglobe/Leslie Harris
Produktion: Dr. Reitter & Partner Verlag GmbH,
85591 Vaterstetten
Druck: Westermann-Druck, Zwickau
Printed in Germany

Originalausgabe
ISBN 3-332-00578-2

Inhalt

Zu diesem Buch. 6
Kleine Ernährungslehre 7
  Die Ernährstoffverteilung 9
  Die Energieverteilung über den Tag 10
  Das richtige Körpergewicht 10
  Wie berechne ich den Nährwert eines Rezeptes?. 11
Gesunde Ernährung, kein Problem! 13
  Übergewicht 13
  Diabetes mellitus. 14
  Gicht 16
  Herz-Kreislauf-Erkrankungen 17
  Osteoporose 17
  Magen-Darm-Erkrankungen. 19
  Blutfettstörungen 20
  Untergewicht. 21
  Jodmangel 21
  Lebererkrankungen 22
  Entzündung der Bauchspeicheldrüse 22
  Gallensteinleiden 23

Nährwerttabellen
Fette und Öle 24
  Tierische Fette 24
  Pflanzliche Fette und Öle 24
  Mayonnaisenprodukte 24
Milch, Milchprodukte 26
  Milch. 26
  Milchprodukte. 26
  Frischkäse. 30
Käse 32
  Hartkäse, Reibe- und Streukäse. 32
  Schnittkäse 32
  Weichkäse (mit Innen- und/oder Außenschimmel) 34
  Sauermilch- und Molkenkäse 36
  Schmelzkäse 36
Eier und Trockeneiprodukte 38
Fische, Fischerzeugnisse, Meeresfrüchte und
  Weichtiere 38
  Süßwasserfische 38
  Seefische 40
  Fischerzeugnisse 40
  Meeresfrüchte, Krusten- und Weichtiere. 42
Fleisch, Fleischerzeugnisse und Wurst 44
  Schweinefleisch 44
  Rindfleisch 44
  Kalbfleisch 46
  Lamm- und Hammelfleisch 46
  Geflügel 48
  Wild und Wildgeflügel 48
  Sonstige Fleischarten 48
  Fleischbrühen und Fleischextrakte 50
  Wurst- und Fleischwaren. 50

Getreide und Getreideerzeugnisse 56
  Getreide, Mehle und andere Mahlprodukte 56
  Stärkemehle. 58
  Brote und Backwaren 58
  Cerealien (Müsliprodukte) 60
  Teigwaren und Nudeln 60
Hülsenfrüchte 62
Samen, Kerne und Nüsse. 64
Pilze 66
Gemüse, Salate, Kräuter und Gemüseprodukte . . . 68
Obst- und Obstprodukte 74
Süßungsmittel und Süßwaren 82
Getränke ohne Alkohol 84
  Getränke auf Fruchtbasis und süße
  Erfrischungsgetränke. 84
  Getränke auf Gemüsebasis 84
Zubereitete Speisen, Fertig- und
  Halbfertig-produkte 86
  Süßspeisen und Desserts 86
  Backmischungen; Backteige; Fein- und
  Dauergebäck; Partygebäck 87
  Getreideprodukte, Cerealien, Müslis 88
  Kartoffelerzeugnisse 89
  Gemüsezubereitungen; Eingelegte Gemüse;
  Feinkostsalate 91
  Fisch- und Fleischzubereitungen; Feinkostsalate;
  Fertiggerichte. 93
  Brühen; Suppen und Eintöpfe; Warme Saucen . . 96
  Feinkostsaucen, Dressings, Marinaden
  und Würzen 98
  Sonstiges 101
Gewichte und Packungsinhalte. 102

Sondertabellen
ST 1 Energie- und Fettgehalte, Gehalte von mehrfach
ungesättigten Fettsäuren (MUF) und von Vitamin E
ausgewählter Lebensmittel 108

ST 2 Kohlenhydrataustauschtabelle ausgewählter
Lebensmittel, die in einer Diättherapie bei Diabetes
mellitus berechnet werden müssen 110

ST 3 Puringehalte ausgewählter Lebensmittel . . . 113

ST 4 Jodgehalt ausgewählter Lebensmittel. 119

ST 5 Alkohol- und Nährwertgehalt von
alkoholischen Getränken 122

Literaturverzeichnis 128

Informationsquellen 128

Zu diesem Buch

Jeder, der anfängt, sich näher mit der Ernährung zu beschäftigen, stößt dabei zunächst auf Begriffe wie Kalorien, Joule, Eiweiß, Fett, Kohlenhydrate, Ballaststoffe, Mineralien und Vitamine. Viele Menschen können damit nicht viel anfangen, müssen sich aber trotzdem konsequent um eine gesunde Ernährung bemühen, weil unter Umständen eine Krankheit vorliegt, die diätetisch gut zu behandeln wäre. Um sich umfassend zu informieren, bedarf es eines Buches, in dem ein Laie all das findet, was er über eine gesunde und für seine Belange geeignete Kost wissen muß. Ein Einsteiger auf diesem Gebiet wird bald feststellen, daß ein einziges Buch für seine Bedürfnisse nicht ausreicht, denn häufig fehlen Nährwertangaben. Der interessierte Laie benötigt schon bald ein zweites, und dann ein drittes Buch.

Selbst unter Profis auf dem Ernährungssektor sind üblicherweise mehrere Tabellenwerke und Fachbücher in Gebrauch, wenn es beispielsweise darum geht, eine Diät zusammenzustellen oder nur die Nährstoffe für ein Rezept zu berechnen. Wenn der Fachmann dann noch feststellt, daß Angaben nicht stimmig oder lückenhaft sind, oder gänzlich fehlen, greift er zu einem weiteren Werk, um an die richtigen Zahlen zu kommen. Sinnvoll und notwendig ist deshalb ein Tabellenwerk, das sowohl dem Fachmann wie auch dem Laien schnell helfen kann. Möglichst viele Nahrungsmittel mit ihren wichtigsten Inhaltstoffen, Sondertabellen für bestimmte Ernährungsprobleme und natürlich die große Palette der Fertig- und Halbfertigprodukte müssen heute in Nährwerttabellen Standard sein. Auch die Praxis darf dabei nicht zu kurz kommen, denn viele Menschen brauchen zunächst Anleitungen, um mit der Tabelle umgehen zu können und schließlich mit ihrem Ernährungsproblem zurechtzukommen.

Für all diese Menschen ist das vorliegende Buch gedacht. Es sollte für Profis ebenso nützlich sein wie für Laien, denn es ist sehr umfangreich und praxisbezogen. Es enthält neben dem Tabellenteil auch eine kleine Ernährungslehre und die Darstellung der wichtigsten ernährungphysiologischen Krankheitsbilder. Das Buch soll einen Eindruck über die komplexe Bedeutung unserer Ernährung vermitteln, und darüber hinaus eine Hilfestellung geben, um die Ernährung so zu gestalten, wie es für Ihre persönlichen Bedürfnisse erforderlich ist. Anhand von Rezeptbeispielen mit der entsprechenden Nährstoff- und Energieberechnung zeige ich Ihnen, wie Sie mit Hilfe dieser Tabellen selber Berechnungen anstellen und auch bereits berechnete Zahlen nachprüfen können. Denn: Vertrauen ist gut, Kontrolle ist besser!

Darüber hinaus gibt es ein umfangreiches Literatur- und Quellenverzeichnis mit Anschriften, die Ihnen bei speziellen Ernährungsfragen von Nutzen sein können und Ihnen weitere, ausführliche Informationen liefern.

Sonja Carlsson
(Dipl. oec. troph.)

Kleine Ernährungslehre

Energie, Eiweiß, Fett, Kohlenhydrate, Ballaststoffe, Mineralien, Vitamine und natürlich Wasser – all das benötigen wir täglich in der richtigen Menge, um gesund und leistungsfähig zu bleiben, und um uns wohl zu fühlen. Falsche Eßgewohnheiten und anerzogene Ernährungsfehler tragen die Hauptschuld daran, daß Übergewicht, Diabetes, Herz-Kreislauf-Krankheiten, Gicht und viele andere ernährungsbedingte Krankheiten zu einem Volksübel geworden sind, das kaum noch bezahlbar ist. Zwar spielt bei diesen Krankheiten auch die Veranlagung bei dem einen oder anderen eine gewisse Rolle, das ändert aber nichts an der Tatsache, daß Ernährungsfehler diese Krankheiten meist erst zum Ausbruch bringen bzw. bestehende Krankheitsbilder verschlimmern und Folgekrankheiten nach sich ziehen.

Auf die richtige Menge kommt es an

Beginnen wir mit der Energie, den Kalorien, die wir täglich brauchen. Die Menge hängt ab vom Alter, dem Geschlecht und der körperlichen Tätigkeit: Ältere Menschen benötigen weniger Energie als junge, Frauen weniger als Männer und Leichtarbeiter weniger als Schwerarbeiter oder sportlich Aktive. Als Anhaltspunkt wird meist die empfohlene Energiezufuhr für eine Frau mit leichter Tätigkeit genannt. Sie sollte pro Tag nicht mehr als 2200 Kilokalorien (kcal) zu sich nehmen und diese Energiemenge auf insgesamt 5 Mahlzeiten verteilen. Als Richtwert gilt folgende Verteilung: 25 Prozent (= 550 kcal) entfallen jeweils auf das Frühstück und das Abendessen, 30 Prozent (= 660 kcal) darf das Mittagessen enthalten, und die Zwischenmahlzeiten am Vor- und Nachmittag dürfen jeweils 10 Prozent der Tagesenergie (= 220 kcal) liefern. Wer abnehmen möchte, sollte etwa nur die Hälfte der empfohlenen Energie zu sich nehmen bzw. pro Tag etwa 1000 Kilokalorien einsparen. In einer Woche sind dies dann 7000 kcal, das entspricht einem Verlust von 1 kg Fettgewebe.

Energie wird durch die Hauptnährstoffe Eiweiß, Fett und Kohlenhydrate geliefert, ein weiterer – allerdings überflüssiger – Energielieferant ist Alkohol. Die Deutsche Gesellschaft für Ernährung (DGE) empfiehlt, etwa 15 Prozent der Energie durch Eiweiß zu decken, maximal 30 Prozent durch Fett (möglichst viel pflanzliches Fett mit mehrfach ungesättigten Fettsäuren), und die restlichen 55 Prozent durch Kohlenhydrate.

Energiegehalt der Nährstoffe:

1 Gramm Eiweiß	liefert 4,1 kcal (17,15 kJ)
1 Gramm Fett	liefert 9,3 kcal (38,91 kJ)
1 Gramm Kohlenhydrate	liefert 4,1 kcal (17,15 kJ)
1 Gramm organische Säuren	liefert 3,0 kcal (12,55 kJ)
1 Gramm Alkohol	liefert 7,1 kcal (29,71 kJ)

1 Kilokalorie (1 kcal) ist die Wärmemenge, die benötigt wird, um 1 Liter Wasser von 14,5 °C auf 15,5 °C zu erwärmen. Die Nahrung wird im Körper verstoffwechselt und zur Energiegewinnung genutzt. Dabei wird allerdings auch Energie benötigt, so daß man unterscheiden muß zwischen dem reinen Brennwert eines Nährstoffes (physikalischer Brennwert) und dem physiologischen Brennwert. Letzterer ist niedriger als der physikalische Brennwert, er ist der Energiewert, der für Kalorienangaben maßgebend ist.

1 Kilokalorie = 4,184 Kilojoule. Zwar ist die Einheit Kilojoule eine wisssenschaftlich international übliche Maßeinheit, doch in der Praxis wurde sie bislang nicht akzeptiert. Die guten alten Kilokalorien sind aber immer noch im Gebrauch, und das vereinfacht den Umgang mit den Zahlen erheblich. Für viele Nährwertberechnungen werden übrigens die Kalorienfaktoren gerundet, d. h. Eiweiß wird dann mit 4 kcal pro Gramm berechnet, Fett mit 9 kcal pro Gramm etc..

Eiweiß:
Richtig dosiert und gut kombiniert

Eiweiß ist lebenswichtig. Es ist Bestandteil jeder Zelle. Da der Körper Eiweiß nur in sehr geringer Menge speichern kann, ist er auf die tägliche Zufuhr mit der Nahrung angewiesen. 0,8 g Eiweiß pro Kilogramm Körpersollgewicht und Tag empfiehlt die DGE für den Erwachsenen, das sind 56 g für einen 70-Kilo-Mann. Tatsächlich essen wir aber wesentlich mehr Eiweiß, nämlich durchschnittlich fast 95 g pro Tag! Bedenklich ist diese Situation deshalb, weil Eiweiß vielfach mit Fett und Cholesterin vergesellschaftet ist. Wurst, Fleisch, Käse und Eier sind zwar gute Eiweißquellen, liefern aber im Gegensatz zu den pflanzlichen Eiweißträgern meist auch viel Fett, Cholesterin und Kalorien. Bei Fleisch und Wurst kommt der Gehalt an Purinen hinzu, das sind stickstoffhaltige Stoffe, die in großen Mengen zu erhöhtem Harnsäurespiegel und zu Gicht führen können. Ein hoher Konsum von tierischen Eiweißträgern ist ganz typisch für unsere Wohlstandsgesellschaft. Übergewicht, Bluthochdruck und Gicht als Folgeerscheinungen ebenfalls. Bei Vollwertköstlern und Vegetariern sind diese Krankheiten übrigens kaum anzutreffen. Das Nährstoffverhältnis ihrer Kost ist ausgewogener, die Energiezufuhr liegt im Normalbereich. Wenig Fleisch und Wurst, dafür aber reichlich Getreideprodukte, Kartoffeln, Hülsenfrüchte, Gemüse und Obst, täglich Milch und fettarme Milchprodukte, hin und wieder ein Ei – mit einem solchen Speiseplan lebt man auf Dauer gesünder! Tierisches Eiweiß ist dem körpereigenen Eiweiß des Menschen am ähnlichsten, es hat deshalb eine höhere »biologische Wertigkeit« als pflanzliches Eiweiß, wie es beispielsweise in Kartoffeln, Hülsenfrüchten und in Getreide vorkommt. Kombiniert man aber tierisches mit pflanzlichem Eiweiß, so erreicht man die höchstmögliche biologische Wertigkeit überhaupt und kann mit einer geringeren Eiweißmenge den Bedarf an essentiellen Aminosäuren decken. Eine in der Diätetik oft verwendete Eiweiß-Kombination findet man in der Kartoffel-Ei-Diät. Sie wird vor allem bei Nierenkrankheiten verordnet, wo die Eiweißzufuhr auf ein Minimum gedrückt werden muß, die Zufuhr aller lebenswichtigen Aminosäuren aber dennoch sichergestellt sein muß. Das Phänomen der Erhöhung der biologischen Wertigkeit sollten wir uns auch in der täglichen Ernährung zunutze machen. Also möglichst Brot mit Käse/Wurst/Ei, Müsli mit Milch, Fleisch mit Kartoffeln, Nudeln mit Käsesauce etc. kombinieren, dabei jeweils die Fleischmengen reduzieren und die Beilagenmengen erhöhen. Davon profitiert das Sättigungsgefühl, die Darmtätigkeit und letztendlich auch die Figur.

Vorsicht Fett!

Fett gilt zwar als lebenswichtiger Nährstoff, dies trifft aber nur für pflanzliche Fette und Öle mit essentiellen Fettsäuren zu. Tierische Fette dagegen (z. B. Fett an Fleisch, Schinken, in Wurst und Käse, Speck und Schmalz) sind – abgesehen von bestimmten Fischfetten – ungünstig, denn sie erhöhen den Blutfettspiegel. Der tägliche Fettbedarf läßt sich schlecht als Zahl angeben, denn Fett ist nicht gleich Fett. Wissenschaftler empfehlen eine tägliche Zufuhr an essentiellen Fettsäuren von 3,5 Prozent der Energie, das entspricht etwa 10 bis 12 g Linolsäure pro Tag. Für den Laien sollte folgende Empfehlung ausreichen: Nehmen Sie nicht mehr als 30 Prozent der Tageskalorien in Form von Fett (ca. 660 kcal entsprechen rund 70 g Fett) zu sich, zwei Drittel davon als hochwertiges Pflanzenfett. Beachten Sie auch, daß etwa die Hälfte der verzehrten Fette »unsichtbare« Fette sind, die sich in Käse, Wurst, Kuchen und Torten verbergen. Wenn Sie hier fettarme Produkte wählen, außerdem noch mit Aufstrichfetten sparsam umgehen und Fettränder an Fleisch und Schinken entfernen, können Sie viel Fett und viele Kalorien sparen. Denken Sie auch an fettsparende Garmethoden.

Wertvolle Kohlenhydrate und Ballaststoffe

Während die Eiweiß- und Fettzufuhr bei uns im allgemeinen zu hoch ist, läßt die Zufuhr an Kohlenhydraten zu wünschen übrig. Man unterscheidet zwischen den verwertbaren Kohlenhydraten (Stärke, Zucker) und den nicht verwertbaren, die man auch als Ballaststoffe oder Rohfasern bezeichnet. Verwertbare Kohlenhydrate dienen dem Gehirn als Nahrung und der Energiegewinnung, dabei liefert 1 Gramm exakt 4,1 Kilokalorien (kcal). Ballaststoffe dagegen werden vom menschlichen Verdauungssystem nicht aufgeschlossen, sie verlassen unseren Körper ungenutzt und liefern daher auch keine Kalorien. Das bedeutet aber nicht, daß sie nutzlos sind – ganz im Gegenteil: Ballaststoffe füllen den Darm, sie nehmen viel Wasser auf, quellen und sorgen dafür, daß der Darm in Bewegung kommt. Der Darminhalt wird zügig vorwärts transportiert, Schadstoffe und Cholesterin werden an die Ballaststoffe gebunden und aus dem Körper geschleust. Ohne Ballaststoffe wird der Darm träge, der Nahrungsbrei bleibt zu lange darin liegen, wird stark eingedickt und hart, er kann den Darm verstopfen und damit sogar lebensbedrohliche Darmerkrankungen verursachen. Um den Darm in Schwung zu halten, sollten wir täglich mindestens 30 Gramm Ballaststoffe zu uns nehmen. Ballaststoffreich sind Vollkorngetreideprodukte (vor allem Kleie!), Müslis, Hülsenfrüchte, Obst und Gemüse. Meist liefern die Ballaststoffquellen auch reichlich verwertbare Kohlenhydrate mit hohem Sättigungswert. Einen geringen Sättigungswert dagegen haben zuckerreiche Produkte wie Schokolade und andere Süßigkeiten. Sie enthalten einfache Kohlenhydrate, die schnell ins Blut gelangen, den Blutzuckerspiegel schlagartig erhöhen und in kurzer Zeit ein erneutes Hungergefühl zur Folge haben. Für Übergewichtige und Diabetiker sind diese einfachen Kohlenhydrate besonders ungünstig.

Die Ernährstoffverteilung

Empfohlen wird, die Soll-Energiemenge (die empfohlene Kalorienmenge) täglich auf die Nährstoffe folgendermaßen zu verteilen:

max. 15 %	der Kilokalorien aus Eiweiß, besser 0,8 g Eiweiß pro kg Körpergewicht
max. 30 %	der Kilokalorien aus Fett
mind. 55 %	der Kilokalorien aus Kohlenhydraten

Bei einem Energiebedarf von täglich 2200 kcal (für eine Frau mit leichter Tätigkeit) heißt dies:

Eiweiß:
2200 multipliziert mit 0,15 = 330 kcal,
330 kcal geteilt durch 4,1 kcal = 80,5 Gramm

Fett:
2200 multipliziert mit 0,3 = 660 kcal,
660 kcal geteilt durch 9,3 kcal = 71 Gramm

Kohlenhydrate:
2200 multipliziert mit 0,55 = 1210 kcal,
1210 kcal geteilt durch 4,1 kcal = 295 Gramm

Diese Rechnung zeigt, daß die hier berechnete Eiweißzufuhr etwas hoch ist, wenn man die obere Empfehlung von 0,8 Gramm Eiweiß pro Kilogramm Körpergewicht zugrunde legt. Dieser Wert ist deshalb als Maximalwert anzusehen. Eiweiß und Fett sollten stets zugunsten von Kohlenhydraten eingeschränkt werden, wobei die komplexen Kohlenhydrate aus Getreideprodukten und Kartoffeln zu bevorzugen sind.

Die Energieverteilung über den Tag

Es ist nicht ganz unwichtig, wieviel Energie zu welcher Tageszeit wir zu uns nehmen. Wer ohne Frühstück zur Arbeit geht, oder zwischendurch keine Pausen einlegt, merkt schnell, daß seine Leistung nachläßt, daß er müde wird, nervös reagiert oder sogar zu frösteln anfängt. Unser Körper braucht kontinuierlich Energie, um leistungsfähig und belastbar zu bleiben. Das ist für körperlich arbeitende Menschen genauso wichtig wie für geistig arbeitende.

Die empfohlene Menge der Tagesenergie sollte folgendermaßen auf die einzelnen Mahlzeiten verteilt werden:

Frühstück: 25 % der Tagesenergie
(bei 2200 kcal sind das 550 kcal)
1. Zwischenmahlzeit: 10 % der Tagesenergie
(bei 2200 kcal sind das 220 kcal)

Mittagessen: 30 % der Tagesenergie
(bei 2200 kcal sind das 660 kcal)
2. Zwischenmahlzeit: 10 % der Tagesenergie
(bei 2200 kcal sind das 220 kcal)

Abendessen: 25 % der Tagesenergie
(bei 2200 kcal sind das 550 kcal)

Wer eine Diät halten muß, geht natürlich von der reduzierten Energiemenge aus (beispielsweise von 1200 kcal pro Tag) und rechnet diesen Wert entsprechend um. Diabetiker müssen die Tagesenergie auf noch mehr Mahlzeiten verteilen. Nicht selten brauchen sie bis zu 5 kleine Zwischenmahlzeiten pro Tag, um ihren Blutzuckerspiegel kontinuierlich auf einem bestimmten Niveau zu halten. Die einzelnen Mahlzeiten sind dafür kleiner und leichter.

Das richtige Körpergewicht

Wiege ich zuviel? Muß ich auf die Eßbremse treten? Wieviel sollte ich abnehmen? Wo liegt das für mich richtige Gewicht? Nicht nur Übergewichtige und Diätgeplagte schlagen sich mit solchen Fragen herum, angesichts verschiedener Werte und Ermittlungsmethoden für das »richtige« Gewicht werden auch Normalgewichtige verunsichert. Die gebräuchlichste Rechenmethode ist die Berechnung nach der BROCA-Formel: Körperlänge in cm minus 100 ergibt das BROCA-Sollgewicht (Normalgewicht) in kg. Das Idealgewicht liegt für Männer 10 Prozent darunter, für Frauen 15 Prozent. Ein anderer Wert ist der Body-Mass-Index (BMI, Körper-Massen-Zahl), der sich aus der Formel Körpergewicht (in kg) geteilt durch das Quadrat der Körperlänge (in Quadratmeter) ergibt. Männer sollten einen BMI von 22-24, Frauen 21-22 haben. Beispiel: Eine 165 cm große Frau wiegt 68 kg, damit liegt sie 3 kg über dom BROCA-Sollgewicht. Ihr BMI beträgt 68 geteilt durch 2,72. Das Ergebnis 25, 0 liegt deutlich über der Empfehlung. Eine Diät ist angebracht, die Ernährung sollte aber auch danach weiterhin kalorienbewußt sein.

Berechnung des Sollgewichts nach BROCA:
Körperlänge in cm minus 100 =
BROCA Sollgewicht in kg

Beispiel: 170 cm − 100 = 70 kg
Idealgewicht für Männer:
70 kg − 10 Prozent = 70 kg − 7 kg = 63 kg
Idealgewicht für Frauen:
70 kg − 15 Prozent = 70 kg − 10,5 g = 59,5 kg

Berechnung des BMI:
Körpergewicht (in kg) geteilt durch Körperlänge zum Quadrat (in Quadratmeter)

Beispiel: 70 kg geteilt durch (1,70 m x 1,70 m) = 70 kg geteilt durch 2,89 = 24,2
(für Männer in Ordnung)
Beispiel: 68 kg geteilt durch (1,65 m x 1,65 m) = 68 kg geteilt durch 2,72 = 25,0
(für Frauen zu hoch)
Beispiel: 59,5 geteilt durch (1,70 m x 1,70 m) = 59,5 geteilt durch 2,89 = 20,6
(für Frauen in Ordnung)

Leider haben beide Formeln einen Schwachpunkt: Für Erwachsene über 190 und unter 160 cm sind sie ungeeignet. Je nach Statur ergibt sich daraus ein zu hohes oder zu niedriges Gewicht. Auch für Kinder und Jugendliche gelten diese Berechnungen nicht, hier spielen Körperstatur und Alter eine wesentliche Rolle. Bessere Auskunft geben Spezialtabellen (Somatogramme). Für Kinder bis zum Schulalter verwendet der Kinderarzt die verschiedenen Wachstumskurven und nötigenfalls die Meßwerte der Hautfettfaltendicke, die vor allem bei dicken Kleinkindern Auskunft über den Grad des Übergewichts geben.

Ein relativ neuer Begriff ist das »Wohlfühlgewicht« Es meint das Gewicht, mit dem man sich gesund und wohl fühlt, und hatte eigentlich den Zweck, die Diäthysterie etwas zu bremsen. Denn ein paar Kilo mehr oder weniger sind ja nicht tragisch – wenn man sich damit wohlfühlt und seinen Körper so akzeptiert, wie er ist. Leider wird das Wohlfühlgewicht oft als Rechtfertigung für massives Übergewicht gebraucht. Das ist unvernünftig, denn irgendwann zeigen sich ernährungsbedingte gesundheitliche Probleme, die gerade im fortgeschrittenen Alter schlecht in den Griff zu bekommen sind, weil wir uns dann noch schwerer von alten, falschen Ernährungsgewohnheiten lösen.

Wie berechne ich den Nährwert eines Rezeptes?

Nährstofftabellen haben ihre Berechtigung, denn jeder, der sie benutzt, will damit Rezepte oder ganze Menüs berechnen. Vielfach sind nur die Kalorien interessant, für spezielle Ernährungsprobleme braucht man aber auch die Gehalte an Eiweiß, Fett, Kohlenhydraten, Ballaststoffen, Cholesterin und vielleicht noch andere Nährstoffe. Für Diätassistenten und Ernährungswissenschaftler gehören solche Berechnungen zum beruflichen Alltag, wenngleich dies mittlerweile auch spezielle Computerprogramme tun (leider mehr oder weniger korrekt, unvollständig und für den Hausgebrauch zu teuer und zu kompliziert!). Für alle, die auf ihre eigenen Rechenkünste angewiesen sind, wird im folgenden die Berechnung von Rezepten erklärt.
Jeder Tabellenwert bezieht sich in der Regel auf 100 Gramm verzehrfähiges Produkt (Gemüse geputzt, Obst geputzt, geschält, entsteint, Fisch entgrätet, küchenfertig, Nüsse ohne Schale, etc.). Ideal ist, wenn Rezepte komplette Gewichts- oder Volumenangaben haben, beispielsweise 1 gehäufter Eßlöffel Mehl (15 g), 1 Tasse Milch (150 ml). Nur so kann man eine zuverlässige und nachvollziehbare Berechnung anstellen, deshalb habe ich wichtige Mengen und Gewichte auf Seite 102 übersichtlich zusammengefaßt.
Je nach Gewicht oder Volumen multipliziert man die Kalorien- oder Nährstoffmenge aus der Tabelle mit dem angegebenen Gewicht:
Für 2 Bananen, die geschält 250 g wiegen, werden die benötigten Nährstoffangaben mit 2,5 multipliziert. 1 Scheibe Roggenbrot, die 45 g wiegt, geht mit dem Faktor 0,45 in die Berechnungen ein. 1 Teelöffel Weizenkleie wiegt etwa 3 Gramm, das heißt, alle Werte in der Tabelle werden mit dem Faktor 0,03 multipliziert.
100 g sind 1 Ganzes bzw. 100 Prozent, 50 g sind die Hälfte, also 0,5 oder 50 Prozent, 2 Gramm

sind 0,02 oder 2 Prozent, etc.. Notieren Sie alle Werte für Kalorien, Eiweiß, Fett und Kohlenhydrate untereinander und runden Sie zunächst erst auf 1 oder 2 Stellen hinter dem Komma. Wenn Sie dann die Nährstoffe zusammenzählen, runden Sie entweder auf ganze Zahlen oder auf eine Stelle hinter dem Komma. So stimmt Ihre Berechnung optimal und ist jederzeit nachzurechnen. Die Kaloriensumme rechnen Sie erst ganz am Schluß auf Kilojoule um, indem Sie sie mit dem Faktor 4,184 multiplizieren. Kilojoule werden genauso wie Kilokalorien stets in ganzen Zahlen angegeben. Runden Sie beispielsweise den Wert für eine Mahlzeit mit 350 kcal (350 kcal x 4,184 = 1464,4 kJ) auf 1464 kJ ab und eine andere mit 325 kcal (325 kcal x 4,184 = 1359,8 kJ) auf 1360 kJ auf.

Apropos rechnen: Es gibt eine einfache Rechenprobe für jede Nährwertberechnung, egal ob es ein einzelnes Nahrungsmittel oder ein komplettes Gericht ist: Aus Eiweiß, Fett, Kohlenhydraten und evtl. Alkohol müssen sich in der Summe in etwa die ausgerechneten Kalorien ergeben. Wenn Sie also an Nährwertangaben zweifeln oder Ihnen die Angabe für eine Mahlzeit nicht stimmig erscheint, machen Sie die Probe aufs Exempel:

Die Eiweißmenge multiplizieren mit	4
Die Kohlenhydratmenge multiplizieren mit	4
Die Fettmenge multiplizieren mit	9
Die Alkoholmenge (falls angegeben) multiplizieren mit	7

Alles zusammenzählen und mit dem angegebenen Kalorienwert vergleichen! Der von Ihnen in der Probe errechnete Wert sollte geringfügig darunter liegen, denn Sie rechnen ja mit den abgerundeten Zahlen. Außerdem enthalten Gerichte und Lebensmittel oft noch einen kleinen Teil Säuren, die den errechneten Kaloriengehalt geringfügig erhöhen können. Auch Alkohol beeinflußt den Energiegehalt von Gerichten, er ist aber meist nicht angegeben.

Beispiel 1:

100 g Kartoffeln enthalten laut Tabelle:
    2,0 g Eiweiß
    0,1 g Fett
    14,8 g Kohlenhydrate
71 kcal (297 kJ)

In der Gegenprobe ergibt sich:

(2,0 x 4) + (0,1 x 9) + (14,8 x 4) =
8 + 0,9 + 59 = 68 kcal

Auf solche Zahlen können Sie sich also verlassen. Genauso prüfen Sie nach, ob die Nährwertangaben von Rezepten stimmen:

Beispiel 2:

Eine Portion Französische Zwiebelsuppe enthält:
    16,5 g Eiweiß
    19,0 g Fett
    18,0 g Kohlenhydrate
327 kcal (1368 kJ)

In der Gegenprobe ergibt sich:

(16,5 x 4) + (19,0 x 9) + (18,0 x 4) =
66 + 171 + 72 = 309 kcal

Auch diese Berechnung ist stimmig, denn Sie rechnen mit abgerundeten Zahlen, und auch die Nährwertangaben wurden auf eine Stelle hinter dem Komma gerundet. Aus den einzelnen Zutaten können Sie außerdem noch erkennen, wo die in Ihrer groben Rechenprobe fehlenden Kalorien versteckt sind. Wenn Essig, Zitronensaft, Weißwein und andere Zutaten verwendet werden, die Säuren und/oder Alkohol enthalten, so macht sich das in der Kaloriensumme bemerkbar, ohne aber in die Angaben von Eiweiß, Fett und Kohlenhydraten miteinzugehen.

Gesunde Ernährung, kein Problem!

Im folgenden stelle ich Ihnen kurz die wichtigsten Krankheitsbilder vor, die man mit gezielter Ernährung, d.h. mit einer entsprechenden Diät therapieren kann bzw. die auf eine Diät ansprechen. Zunächst geht es um die Krankheiten, die Sie auch in den letzten 6 Tabellenspalten finden, nämlich um Übergewicht, Diabetes (Diabetes mellitus Typ 2), Gicht, Herz-Kreislauf-Erkrankungen, Osteoporose und Verstopfung bzw. Magen-Darm-Erkrankungen. Darüber hinaus finden Sie wichtige Grundlagen zum Verständnis weiterer ernährungsbedingter Erkrankungen und viele Ernährungstips dazu.

Übergewicht (Ü)

Überernährung ist bei uns bereits zur Volkskrankheit geworden, denn etwa 40 Prozent aller Bundesbürger sind zu dick. Übergewicht ist nicht nur in der älteren Generation stark verbreitet, bereits Klein- und Schulkinder sind mehr und mehr davon betroffen. Übergewicht ist nicht nur ein ästhetisches Problem, zumal sich die Betroffenen meist sogar recht wohl fühlen, das Dicksein birgt vielmehr eine Reihe gesundheitlicher Gefahren: Diabetes, Bluthochdruck, Herz-Kreislauf-Erkrankungen und Gicht entstehen sehr oft durch jahrelange Ernährungsfehler und durch Übergewicht. Es ist erwiesen, daß sich diese Stoffwechselstörungen durch eine Gewichtsreduktion heilen oder zumindest lindern lassen. Allerdings hilft hier keine Crashdiät oder Wunderkur – allein durch eine Ernährungsumstellung und eine langfristige Diät mit gemischter Kost sind Dauererfolge möglich. Mehr pflanzliche Produkte (Getreideerzeugnisse, Kartoffeln, Gemüse, Hülsenfrüchte und Obst) essen; weniger Fleisch und Wurst (Fett!) verzehren; generell Fett einsparen; Zucker, Süßigkeiten und Alkohol meiden; bei Milchprodukten die fettarmen wählen, stets Vollkornprodukte (bei Brot, Backwaren, Nudeln, Reis) bevorzugen! Außerdem: lieber fünfmal am Tag wenig essen, als dreimal viel – und täglich mindestens 2 Liter trinken, kalorienfrei natürlich! Zu guter Letzt: Geizen Sie mit Salz, dadurch nehmen Sie besser ab und belasten Ihren Blutdruck weniger. Greifen Sie lieber zu Gewürzen und Kräutern! Und bringen Sie mehr Bewegung in Ihren Alltag.

Die wichtigsten Maßnahmen:

- Kalorien einsparen – langfristige Reduktionsdiät
- Fettkonsum reduzieren (Halbfettprodukte!)
- Zuckerkonsum reduzieren (kalorienfreie Süßstoffe!)
- Alkohol meiden
- Schwerpunkt auf pflanzliche Produkte legen
- Ballaststoffzufuhr erhöhen
- Kochsalzverzehr einschränken
- Mehrere kleine Mahlzeiten über den Tag verteilt essen
- Mehr körperliche Bewegung
- Mindestens 2 Liter pro Tag trinken (kalorienfrei!)

Hinweise zur Benutzung der Tabellen:

Übergewicht resultiert meist aus zu hohem Verzehr von Fett und Zucker. Beachten Sie also vor allem den Gehalt an Fett und einfachen Kohlenhydraten. Die Ballaststoffangaben sind für Übergewichtige ebenfalls wichtig, denn Ballaststoffe tragen zur Sättigung bei und verhindern Heißhunger. Wenn Krankheiten vorliegen, müssen Sie sich auch die entsprechende Beurteilung in diesen Spalten zu Herzen nehmen.

Brokkoligratin (für 1 Person)

Rezeptbeispiel	kcal	E	F	KH	BS
350 g Brokkoli (geputzt gewogen)	95	12,25	0,7	9,8	10,5
Jodsalz zum Garen	0	0	0	0	0
100 g Kartoffeln	71	2,0	0,1	14,8	2,1
50 ml fettarme Milch	23	1,7	0,75	2,45	0
1 TL Mehl (5 g)	17	0,53	0,05	3,55	0,2
weißer Pfeffer, geriebene Muskatnuß	0	0	0	0	0
30 g geraspelter Gouda, 48 % F. i. Tr.	104	6,81	8,4	0	0
Nährwerte insgesamt:	310 kcal	23,29 g	10,0 g	30,6 g	12,8 g

bzw. gerundet auf eine Stelle hinter dem Komma:
310 kcal (1297 kJ); 23,3 g Eiweiß (E); 10,0 g Fett (F); 30,6 g Kohlenhydrate (KH); 12,8 g Ballaststoffe (BS)

Diabetes mellitus (D)

Der Diabetes (Zuckerkrankheit) beruht auf einem Mangel an Insulin, dem Hormon, das für die Regulierung des Blutzuckerspiegels verantwortlich ist. Fehlt Insulin, so bleibt der Blutzuckerspiegel erhöht, der Zucker wird nicht in die Zellen geschafft, sondern mit dem Harn ausgeschieden (Teststreifen). Wertvolle Energie geht dem Körper verloren. Diabetes Typ I ist zwar vererblich, die meisten Diabetiker haben sich aber ihre Krankheit erst im Laufe der Jahre selbst zugelegt: Schuld daran ist in über 90 Prozent der Fälle Übergewicht! Einer enormen Körperzellmasse und einer überkalorischen Kost steht eine beschränkte Kapazität der Bauchspeicheldrüse und damit ein beschränkter Insulinpool gegenüber – das Hormon reicht für die Zellen nicht aus (Typ II), auch ist die Nahrungsmenge zu groß, so daß die Bauchspeicheldrüse auf Hochtouren arbeitet, um genug Insulin bereitzustellen. Dieser Belastung hält sie auf Dauer nicht stand, so daß Drüsengewebe zugrunde geht und sie ihre Funktion teilweise einstellt. Auch Defekte an den Insulinrezeptoren der Zellwände oder ein Mangel dieser Rezeptoren können dazu führen, daß trotz normaler Insulinproduktion in der Bauchspeicheldrüse die Zuckerkonzentration im Blut nicht absinkt. Dies wiederum veranlaßt die Bauchspeicheldrüse zur Steigerung der Insulinproduktion, was das Organ auf Dauer stark belastet und schließlich zum Untergang von Zellen führt. Insulin hat aber noch weitere Aufgaben, beispielsweise spielt es eine wichtige Rolle im Fettstoffwechsel. Deshalb wirkt sich Diabetes bzw. Insulinmangel sehr komplex im Körper aus. Beim unbehandelten Diabetes Typ II stehen Folgeschäden wie Bluthochdruck, erhöhte Blutfettwerte, Schlaganfall und Herzinfarkt bevor. Wohl kaum eine andere Stoffwechselstörung läßt sich mit einer konsequenten Diät so erfolgreich behandeln, wie der Diabetes Typ II. Er ist im Anfangsstadium völlig heilbar, während Typ I bedeutet, zeitlebens Diät zu halten und Insulin zu spritzen. Zunächst muß der übergewichtige Diabetiker abspecken. Fett muß stark reduziert werden, alles mit Zucker und Honig Gesüßte ist verboten. Dafür darf der Patient reichlich Kartoffeln, Reis, Nudeln und Brot essen, am besten natürlich aus Vollkorn. Denn ballaststoffreiche Nahrungsmittel verlangsamen den Blutzuckeranstieg, sättigen gut und helfen beim Abnehmen! Je nach Grad des Übergewichts muß eine mehr oder weniger strenge Diät durchgeführt werden. Wenn der Patient täglich mit 1200 Kilokalorien (kcal) auskommen kann, ist ein Zählen der Broteinheiten (BE) sekundär, denn mit einer solchen Kost ist es kaum möglich, (bei einem Kohlenhydratanteil von 50 bis 60 Energieprozenten (= 600 bis 720 kcal werden als Kohlenhydrate zugeführt, das entspricht ca. 146 bis 176 g KH bzw. 12 bis 14 BE) in für den Diabetiker bedenkliche Bereiche zu kommen.

Am Diabetes selbst stirbt man nicht – wohl aber an den Folge- und Begleiterkrankungen, die andere Organe in Mitleidenschaft ziehen. 1994 wurden 220459 Diabetes-Tote verzeichnet, das sind etwa 25 Prozent der Sterbefälle insgesamt.

Die wichtigsten Maßnahmen:

- ■ Gewichtsreduktion bei Übergewicht (Normalgewicht anstreben)
- ■ Meiden von Zucker und zuckerhaltigen Produkten (Süßwaren, Honig)
- ■ Einschränken des Fettverzehrs
- ■ Kohlenhydratkontrollierte Vollwertkost mit reichlich Ballaststoffen
- ■ Mehrere kleine Mahlzeiten über den Tag verteilen
- ■ Viel trinken

Hinweise zur Benutzung der Tabellen:

Übergewichtige Diabetiker müssen nicht nur die Eignung der Nahrungsmittel in der Spalte »Diabetes mellitus« beachten, sondern natürlich auch die Spalte »Übergewicht«. Liegt Bluthochdruck oder ein erhöhter Blutfettspiegel vor, so ist auch die Spalte »Herz-Kreislauf-Krankheiten« wichtig. Patienten mit Gicht und erhöhten Harnsäurewerten müssen die Bewertung bei Gicht beachten. Sinnvoll ist es außerdem, den Ballaststoffgehalt der Nahrungsmittel im Auge zu behalten. Ballaststoffe wirken sich günstig auf die Blutzuckerwerte aus. Benutzen Sie auch die Kohlenhydrataustauschtabelle auf der Seite 110.

Erläuterung zum Rezeptbeispiel:

12 Gramm Kohlenhydrate entsprechen 1 Broteinheit (1 BE). Diese Mahlzeit enthält demnach 44,3 geteilt durch 12 = 3,7 BE.

Pellkartoffeln mit Kräuterquark (für 1 Person)

Rezeptbeispiel	kcal	E	F	KH	BS
250 g Kartoffeln	178	5,0	0,25	37,0	5,25
100 g Magerquark	70	12,3	0,2	4,1	0
2 EL gerührter Magermilchjoghurt (50 g)	18	1,95	0,1	2,1	0
1 EL saure Sahne, 10 % Fett (25 g)	30	0,775	2,5	0,825	0
weißer Pfeffer, Jodsalz	0	0	0	0	0
reichlich Schnittlauch (ca. 15 g)	4	0,54	0,105	0,24	0,9
Nährwerte insgesamt:	300	20,565	3,155	44,265	6,15

bzw. gerundet auf eine Stelle hinter dem Komma:

300 kcal (1255 kJ); 20,6 g Eiweiß (E); 3,2 g Fett (F); 44,3 g Kohlenhydrate (KH) (3,7 BE); 6,2 g Ballaststoffe (BS)

Gicht (Hyperurikämie, G)

Ursache der Gicht ist ein erhöhter Harnsäure-spiegel im Blut. Harnsäure setzt sich dann in Form winziger, spitzer Kristalle in Gelenken, Knorpeln, Ohrmuscheln und Nieren ab und zer-stört Knochen und Gewebe. Der Bereich rötet sich, schwillt an und schmerzt bei Druck, Berührung und Bewegung. Wenn das Nierenge-webe betroffen ist (Gichtniere), kommt es zur Niereninsuffizienz und schließlich zu Bluthoch-druck. Harnsäure entsteht aus dem Abbau von Purinen aus körpereigenen Zellen, aber auch aus dem Abbau von Nahrungspurin. Die Veranlagung zur Gicht wird zwar vererbt, doch trägt unsere Ernährungsweise ganz entscheidend dazu bei, ob es zur Krankheit kommt oder nicht. Jede Zelle enthält Purine, Fleisch und Innereien sind aber besonders purinreich. Alkohol, heute fast tägli-cher Begleiter unserer üppigen Kost, hemmt sei-nerseits die Ausscheidung von Harnsäure. Der beste Rat bei Gicht: Mit kalorien- und fleischar-mer Kost zurück zum Normalgewicht und Alkohol strikt meiden! Viel trinken, etwa 2 Liter pro Tag.

Die wichtigsten Maßnahmen:

- Gewichtsreduktion (Normalgewicht)
- Purinarme Kost: Einschränken des Fleisch- und Wurstverzehrs
- Meiden von Innereien
- Alkoholverbot
- Vollwertkost
- Milchprodukte und Eier (evtl. Fettgehalt und Cholesterin beachten) als purinfreie tierische Eiweißquellen nutzen
- Viel trinken (mind. 2 Liter pro Tag)

Hinweise zur Benutzung der Tabellen:

Für Gichtiker ist zunächst die Spalte »geeignet bei Gicht« von Bedeutung. Bei Übergewicht und anderen Krankheiten oder Stoffwechselstörung bitte auch auf diese Bewertungen achten. Auf Seite 113 gibt es eine Purin- bzw. Harnsäureta-belle, aus der Sie die im Stoffwechsel anfallende Harnsäuremenge pro 100 g Nahrungsmittel able-sen können. Beachten Sie bitte, daß 100 Gramm oftmals nicht einer wirklich verzehrten Portion entsprechen. So beispielsweise bei Spargel, der pro 100 g »nur« 25 Milligramm Harnsäure liefert, aber vielfach in Portionen von 500 Gramm ver-zehrt wird, und dann immerhin 125 Milligramm

Herzhafter Brotzeitteller (für 1 Person)

Rezeptbeispiel	kcal	E	F	KH	BS	HS
2 Scheiben (100 g) Roggenvollkornbrot	193	6,8	1,2	38,8	8,1	50
2 TL (10 g) Halbfettmargarine	37	0,16	4,0	0,04	0	0
3 Radieschen (25 g)	3	0,275	0,025	0,5	0,25	2,5
1–2 Scheiben Edamer, 40 % F. i. Tr. (40 g)	121	9,92	8,92	0	0	6
1 Scheibe gekochter Schinken ohne Fettrand (30 g)	45	8,91	0,87	0	0	39
1 kleine Gewürzgurke (30 g)	5	0,3	0	0,9	0,1	4,8
Petersiliensträußchen zum Garnieren (ohne Berechnung)						
Nährwerte gesamt:	404 kcal	26,365 g	15,019 g	40,24 g	8,35 g	102 mg
	(1690 kJ)					
bzw. gerundet auf 1 Stelle hinter dem Komma: 404 kcal (1690 kJ);						
26,4 g Eiweiß (E); 15,0 g Fett (F); 40,2 g Kohlenhydrate (KH); 8,4 g Ballaststoffe BS); 102 mg Harnsäure (HS)						

Harnsäure auf den Teller bringt. Wiegen Sie die Nahrungsmittel ab und rechnen Sie dann die Harnsäuremenge aus. Eine purinarme Kost sollte pro Tag nicht mehr als 500 Milligramm Harnsäure liefern, wobei täglich eine mittelgroße Portion Fleisch oder eine Wurstbrotzeit erlaubt ist. Besser ist es, den Eiweißbedarf durch Milchprodukte und eventuell Eier (Achtung: Cholesterin!) zu decken.

Herz-Kreislauf-Erkrankungen (HKK)

Mit 49 Prozent der Todesfälle (1994) stehen in Deutschland die Herz-Kreislauf-Erkrankungen an der Spitze der zum Tode führenden Krankheiten. Von den insgesamt 884661 Verstorbenen (incl. Unfallopfer) 1994 erlagen in Deutschland exakt 430542 Menschen einem Herz-Kreislauf-Leiden, davon starben 86915 – rund 20 Prozent – an Herzinfarkt. Der Herzinfarkt ist die Folge jahrelangen Raubbaus mit der Gesundheit: Übergewicht, Zigaretten, Alkohol, Streß und Bewegungsmangel haben verehrende Auswirkungen auf das innere Gleichgewicht und führen zu erhöhtem Cholesterinspiegel im Blut, Bluthochdruck und hohem Blutzuckerspiegel. Sie gelten heute als Risikofaktoren für verschiedene Krankheiten. Herz-Kreislauf-Beschwerden kommen deshalb auch selten allein – Diabetes, Gicht und Magen-Darm-Probleme runden das Krankheitsbild in vielen Fällen ab. Zurück zu einer vernünftigen und gesünderen Lebensweise, zu kalorienbewußtem und fettreduziertem Essen, zu einer möglichst ballaststoffreichen Kost und zu mehr Bewegung – und das alles lieber schon heute als morgen – kann lebensrettend sein. Tun Sie einen ersten Schritt: Allein eine vernünftige Diät mit gleichzeitiger Ernährungsumstellung führt rasch zur Besserung. Ein zweiter und dritter Schritt in Richtung Gesundheit fällt nach ersten Erfolgerlebnissen nicht mehr schwer. Bedenken Sie immer: Ein Herzinfarkt kommt aus heiterem Himmel, und auch die Wegbereiter, nämlich die Risikofaktoren, spürt man bis dahin nicht!

Die wichtigsten Maßnahmen:

- Übergewicht abbauen, Normalgewicht anstreben
- Kalorien – und fettreduzierte Kost bevorzugen
- Auf cholesterinarme Kost achten
- Regelmäßig Seefisch (reich an Omega-3-Fettsäuren) verzehren
- Kochsalz sparsam verwenden!
- Ballaststoffreiche Kost essen
- Alkohol meiden
- Mehr körperliche Bewegung
- Streß vermeiden
- Rauchen einstellen

Hinweise zur Benutzung der Tabellen:

Für Herz-Kreislauf-Kranke ist die entsprechende Bewertungsspalte (HKK) wichtig, aber auch der Fett- und Cholesteringehalt, sowie in vielen Fällen auch der Natriumgehalt (Natrium ist vor allem in kochsalzreichen Lebensmitteln enthalten). Liegt Übergewicht vor, muß auch diese Spalte beachtet werden. Wichtig ist außerdem der Ballaststoffgehalt der Nahrung, denn eine reichliche Ballaststoffzufuhr wirkt sich günstig auf die Blutfette aus. Beachten Sie auch die Sondertabelle Seite 108 mit den Gehalten an mehrfach ungesättigten Fettsäuren. Sie sind bei Herz-Kreislauf-Erkrankungen zu bevorzugen.

Osteoporose (O)

Unter Osteoporose versteht man einen krankhaften Knochenschwund bei gleichzeitiger Verschlechterung der Knochenstruktur. Die Folgen sind Knochenbrüche und -risse, Knochenverformungen, Fehlbelastungen von Knochen- und Muskelpartien, Haltungsschäden und Schmerzen. Typische Symbolfigur für diese Krankheit ist die kleine alte Dame mit krummem Rücken. Hauptursachen der Osteoporose sind calciumarme Ernährung, Bewegungsmangel und Übergewicht,

Frühstücksmüsli (für 1 Person)

Rezeptbeispiel	kcal	E	F	KH	Calcium
200 g frisches Obst der Saison (z.B. Birnen)	110	1,0	0,6	24,8	18
einige Tropfen Süßstoff	0	0	0	0	0
1 EL Zitronensaft (10 g)	3	0,04	0,01	0,24	11
150 g fettarmer Naturjoghurt	69	5,1	2,25	6,15	195
2 EL Haferflocken (10 g)	35	1,26	0,71	5,98	79
Nährwerte insgesamt:	217 kcal	7,4 g	3,57 g	37,17 g	303 mg

bzw. gerundet auf 1 Stelle hinter dem Komma:
217 kcal (908 kJ); 7,4 g Eiweiß; 3,6 g Fett; 37,2 g Kohlenhydrate; 303 mg Calcium

dazu kommt bei Frauen die hormonelle Umstellung in den Wechseljahren: Wenn dem Körper Calcium fehlt, wird dieses aus dem großen Calciumspeicher Skelett herausgelöst – die Knochen werden schwach und porös. Unser Calciumbedarf liegt bei 800 mg/Tag, in der Wachstumsphase ist er erhöht (bis zu 1200 mg/Tag), ebenso in der Schwangerschaft (1200 mg/Tag) und in der Stillzeit (1300 mg/Tag).
Die Osteoporose ist zwar unheilbar, sie läßt sich aber leicht verhüten und verlangsamen: Am besten von Kindheit an täglich Milch trinken oder Milchprodukte essen, denn schon in frühen Jahren wird die Knochendichte für das ganze Leben angelegt! Wer als Erwachsener Milch schlecht verträgt, greift zu den besser bekömmlichen Sauermilchprodukten wie Buttermilch und Joghurt. Außerdem regelmäßig etwas Sport treiben – auch das fördert die gesunde Entwicklung des Skeletts. Unbedingt Übergewicht abbauen, denn bereits geschädigte Knochen werden durch ein Zuviel an Gewicht unnötig belastet, die Gefahr von Stürzen und Knochenbrüchen wird größer.

Die wichtigsten Maßnahmen:

■ Gewichtsreduktion, Normalgewicht anstreben
■ Calciumreiche Kost (täglich Milch und Milchprodukte) zu sich nehmen
■ Auf ausreichende Vitamin-D-Zufuhr achten
■ Gehen Sie oft an die frische Luft (Bildung von Vitamin D in der Haut durch UV-Licht)
■ Steigern Sie die körperlichen Bewegung mit gezieltem Training

Hinweise zur Benutzung der Tabellen:

Bei Osteoporose müssen Sie den Calciumgehalt der Nahrungsmittel beachten. Vitamin D ist zwar auch wichtig, der Körper kann es bei Aufenthalt im Freien (UV-Strahlen) auch selber bilden. Achten Sie auch auf eine ausreichende Zufuhr an Milchprodukten in jeglicher Form. Bei Übergewicht wählen Sie fettarme Sorten und berücksichtigen den Kalorien- und Fettgehalt in der Tabelle sowie natürlich die Bewertung in der Spalte »Übergewicht«.

Magen-Darm-Erkrankungen (V)

Zu den Magen-Darm-Erkrankungen zählen z. B. Magen-und Darmschleimhautentzündungen, Erkrankungen des Dickdarms, Verstopfung und Dickdarmkrebs. Gerade diese Krankheiten lassen sich durch ballaststoffreiche Ernährung und eine ausgeglichenere, aktivere Lebensweise verhindern bzw. bessern. Ballaststoffe sind unverdauliche pflanzliche Faserstoffe. Sie füllen den Darm, verlängern das Sättigungsgefühl, binden Nahrungsgifte, beschleunigen die Darmpassage und reduzieren schließlich auch die Energieausnutzung. Sie tragen zur Entgiftung des Körpers bei und verbessern die Gewichtsabnahme in Schlankheitskuren. Viel trinken ist jedoch stets oberstes Gebot, damit die Ballaststoffe richtig quellen können. Nur dann bleibt der faserreiche Darminhalt gleitfähig und wird entsprechend gut vorwärts bewegt. Bei Flüssigkeitsmangel dagegen wird er stark eingedickt und trocken, faserreiche Kost kann somit auch zur Darmverstopfung führen!

Mindestens 30 g Ballaststoffe sollten wir täglich zu uns nehmen. Ballaststoffreich sind nicht nur Obst und Gemüse, sondern auch Getreideerzeugnisse – allen voran Brot, insbesondere die Sorten aus Vollkornmehlen wie z. B. Vollkorn-und Mehrkornbrot. Brot ist unser wichtigstes Grundnahrungsmittel, außerdem trägt es wesentlich zur Deckung unseres Ballaststoffbedarfs bei. Fragen Sie Ihren Bäcker nach Vollkornbroten!

Die wichtigsten Maßnahmen:

- Viel ballaststoffreiche Kost essen
- Vollkornprodukte bevorzugen
- Auf kleine Mahlzeiten achten
- Viel trinken
- Speisen, die Blähungen und Verstofpungen verursachen, meiden (Kohl, Hülsenfrüchte, Schokolade, schwarzer Tee, Rotwein)

Hinweise zur Benutzung der Tabellen:

Die häufigsten Erkrankungen des Magen-Darm-Traktes betreffen wohl den Dickdarm und sind von Verstopfung gekennzeichnet. Entsprechende Hinweise zur Verstopfung finden Sie unter »V« in der letzten Tabellenspalte bei der Haupttabelle. Bei Übergewicht, Diabetes etc. beachten Sie bitte auch diese Spalten. Wenn Sie ballaststoffreich essen, müssen Sie die Flüssigkeitsmenge erhöhen, denn Ballaststoffe quellen stark und entziehen sowohl der Nahrung, als auch dem Darm Flüssigkeit. Wer nicht genug trinkt, kann trotz bzw. gerade wegen einer ballaststoffreichen Kost eine Darmverstopfung bekommen.

Haferflockenmüsli (für 1 Person)

Rezeptbeispiel:	kcal	E	F	KH	BS
1 Apfel (ungeschält 150 g)	81	0,45	0,9	15,6	3,0
2 getrocknete Aprikosen (30 g)	72	1,5	0,15	14,37	2,58
5 EL Vollkornhaferflocken (30 g)	106	3,69	2,4	17,43	2,85
1 TL Weizenkleie (3 g)	5	0,447	0,141	0,54	1,362
150 g fettarmer Kefir	69	5,1	2,25	6,15	0
Süßstoff nach Geschmack	0	0	0	0	0
Nährwerte ingesamt:	333 kcal	11,187 g	5,841 g	54,09 g	9,79 g

bzw. gerundet auf 1 Stelle hinter dem Komma:
333 kcal (1393 kJ); 11,2 g Eiweiß (E); 5,8 g Fett (F); 54,1 g Kohlenhydrate (KH); 9,8 g Ballaststoffe (BS)

Blutfettstörungen (Hyperlipidämien)

Blutfettstörungen mit der Folge von erhöhten Blutfettwerten sind typische Krankheitsbilder für unsere überernährte Wohlstandsgesellschaft. Während die Ursachen für familiäre (angeborenen) Hyperlipidämie noch nicht geklärt sind, weiß man heute über die Wegbereiter der sekundären Hyperlipidämie sicher Bescheid: Wir ernähren uns falsch, wir essen zu viel, zu fett, zu süß und wir trinken zu viel Alkohol! Vielfach resultieren daraus auch Stoffwechselstörungen, die ihrerseits eine Hyperlipidämie hervorrufen. Neben Rauchen und Bluthochdruck ist die Hyperlipidämie ein wesentlicher Risikofaktor für die Entstehung von Herz-Kreislauf-Erkrankungen, Arteriosklerose, Herzinfarkt und Schlaganfall. Die Therapie beruht stets auf einer Ernährungsumstellung. Wie alle Nährstoffe werden auch Fette (Lipide) im Blut transportiert. Die für die Hyperlipidämie wichtigsten Lipide sind das Cholesterin und die Triglyzeride. Da sie im Blut nicht löslich sind, umgeben sie sich mit einer Eiweißhülle und sind in dieser Form in den Blutbahnen transportierbar. Wir unterscheiden mehrere Transportformen der Lipide: Eine Gruppe, genannt LDL, transportiert das Cholesterin in die Zellen und lagert es in den Blutgefäßen ab – diese Gruppe fördert die Arteriosklerose. Eine andere mit Namen HDL wirkt dem entgegen: Sie schafft Cholesterin aus Zellen und Gefäßwänden heraus und schleust es aus dem Körper – die HDL-Gruppe schützt die Blutgefäße vor Ablagerungen. Die Behandlung von erhöhten Blutfettwerten verlangt eine Normalisierung des Gewichts und eine Ernährungsumstellung: Es kommt darauf an, den HDL-Spiegel im Blut zu erhöhen und die andere Fettformen sowie die Cholesterinzufuhr möglichst niedrig zu halten. Die Zufuhr gesättigter Fettsäuren, wie sie vorwiegend in tierischem Fett vorkommen, muß eingeschränkt werden. Sie erhöhen den Blutcholesterinspiegel. Dafür sollten mehr pflanzlichen Fettlieferanten mit hohem Gehalt an mehrfach ungesättigten Fettsäuren verzehrt werden. Sie wirken cholesterinsenkend.

Da Cholesterin nur in tierischen Erzeugnissen vorkommt und oft mit gesättigten Fettsäuren vergesellschaftet ist, erreicht man mit einer betont pflanzlichen Kost schon eine deutliche Cholesterinreduktion. Bei Fleisch, Wurst, Fisch, Milchprodukten und Käse sind magere bis fettarme Sor-

Gedünstetes Makrelenfilet auf Paprikagemüse und Reis (für 1 Person)

Rezeptbeispiel:	kcal	E	F	KH	BS	Chol
150 g Makrelenfilet (küchenfertig)	270	28,2	17,4	0	0	105
2 EL Zitronensaft (20 g)	5	0,08	0,02	0,48	0	0
weißer Pfeffer, Jodsalz	0	0	0	0	0	0
300 g Paprikaschoten, bunt gemischt	60	3,6	0,9	8,7	10,8	0
1 kleine Zwiebel (30 g)	10	0,39	0,09	1,47	0,54	0
1 EL Pflanzenmargarine (10 g)	72	0,02	8,0	0,04	0	0,7
2 EL gewiegter Dill (10 g)	6	0,4	0,3	0,4	Spuren	0
1 EL gewiegte Petersilie (5 g)	3	0,22	0,02	0,365	0,215	0
50 g Langkornreis (Rohgewicht)	173	3,25	0,25	39,2	0,7	0
Nährwerte insgesamt:	599 kcal	36,16 g	26,98 g	50,655 g	12,255 g	105,7 mg

bzw. gerundet auf 1 Stelle hinter dem Komma: 599 kcal (2506 kJ);
36,2 g Eiweiß (E); 27,0 g Fett (F); 50,7 g Kohlenhydrate (KH); 12,3 g Ballaststoffe (BS); 106 mg Cholesterin (Chol)

ten zu bevorzugen. Innereien, Eigelb und eigelbreiche Produkte sollten wegen ihres hohen Cholesteringehalts ganz gemieden werden. Ballaststoffe wirken senkend auf einen erhöhten Blutcholesterinspiegel, deshalb muß ihnen bei der Diät eine besondere Beachtung geschenkt werden. Blutfettsenkend wirken auch die sogenannten Omega-3-Fettsäuren, die in einigen Fischarten (z. B. Makrele) bzw. in Fischölen enthalten sind. Seefischmahlzeiten sollten deshalb nicht nur ihres Jodgehalts wegen, sondern auch wegen ihres günstigen Einflusses auf die Fließeigenschaft des Blutes viel öfter auf den Tisch kommen, vor allem, wenn Herz-Kreislauf-Erkrankungen diätetisch behandeln werden.

Untergewicht

Untergewicht liegt vor, wenn das Körpergewicht niedriger als das Idealgewicht ist. Wird das Idealgewicht um mehr als 10 Prozent unterschritten, muß das Untergewicht als gesundheitlich bedenklich eingestuft werden. Hierzulande kommt Untergewicht vor allem bei Mädchen in der Pubertät und bei jungen Frauen vor, und zwar als Folge von Magersucht (Anorexia nervosa), die in den letzten Jahren in erschreckendem Maße zugenommen hat. Psychische Faktoren, Angst vor dem Erwachsenwerden und familiäre Probleme gelten als die häufigsten Auslöser für Magersucht. Mädchen reagieren auf die zunehmende körperliche Reife mit Abwehr: Durch Hungern wollen sie ihre körperliche Kindheit bewahren, ihre Körperform selbst bestimmen, Selbständigkeit und Kontrolle darüber ausdrücken. Magersüchtige haben panische Angst, nur ein Gramm zuzunehmen. Oft schlucken sie Abführmittel oder erbrechen, wenn sie etwas gegessen haben. Essen kann sie regelrecht anekeln. Durch den Schwund an Fettgewebe bleibt schließlich die Monatsblutung aus. Manche hungern sich sogar zu Tode. Dabei gelten die Mädchen als intelligent, sportlich, aufmerksam, hilfbereit, ordentlich und beliebt – damit gelingt es ihnen, von den

eigentlichen Problemen abzulenken und die Krankheit lange zu verheimlichen. Pauschal kann man für Magersüchtige keine Ernährungsempfehlungen geben – am Anfang der Therapie muß die psychotherapeutische Behandlung stehen. Sind die Betroffenen dann zu einer Behandlung bereit, muß die Ernährung sehr vorsichtig und schrittweise auf sie abgestimmt werden. Oft sind Mineralstoff- und Vitaminpräparate erforderlich.

Die wichtigsten Maßnahmen:

- Schrittweiser Kostaufbau
- Viele kleine Mahlzeiten
- Fester Mahlzeitenrhythmus
- Hochkalorische, vollwertige Kost
- Psychotherapeutische Betreuung

Jodmangel

Deutschland ist ein Jodmangelgebiet. Unsere Böden und das Grundwasser sind relativ jodarm, während die Meere und damit die Nahrung daraus den größten Jodpool darstellen. Jod ist ein für den Menschen lebenswichtiges Spurenelement. Es ist Bestandteil der Schilddrüsenhormone und diese wiederum sind wesentlich am Energieumsatz und anderen Vorgängen beteiligt. Fehlt Jod, entsteht ein Mangel an Schilddrüsenhormonen. Die Folge: Das Schilddrüsengewebe vermehrt sich, um mehr Hormone zu produzieren, was aber aufgrund des Jodmangels gar nicht möglich ist. Aus dem Zuwachs an Gewebe bildet sich schließlich ein Kropf, wobei der Jodmangel aber weiterhin besteht. Die Betroffenen wirken müde, antriebslos, sind kälteempfindlich und depressiv. Um Jodmangel vorzubeugen, genügt die regelmäßige Portion Seefisch in der Woche. Dazu sollten täglich Milch und Milchprodukte auf dem Speiseplan stehen, denn sie stehen als Jodlieferanten hinter Süßwasserfisch bereits an dritter Stelle. Und weil sie mengenmäßig gesehen einen nicht unerheblichen Anteil unserer täglichen Nahrung ausmachen, spielen sie in diesem

Zusammenhang eine wichtige Rolle. Auch jodiertes Speisesalz sollte als wichtige Jodquelle unbedingt genutzt werden. Übrigens: bei Kindern und Jugendlichen, sowie in der Schwangerschaft und vor allem in der Stillzeit ist der Jodbedarf besonders hoch!

Die wichtigsten Maßnahmen:

- 1 bis 2mal Seefisch pro Woche
- täglich Milch und Milchprodukte
- Jodsalz statt normales Salz

Lebererkrankungen

Die Leber ist die größte Drüse des Verdauungssystems und Entgiftungsstation des Körpers in einem. Außerdem ist sie noch für andere wichtige Aufgaben zuständig. Erkrankungen der Leber und Funktionsstörungen haben deshalb ganz fatale, manchmal sogar tödliche Folgen für den Organismus. Bei der Virushepatitis entzündet sich die Leber durch bestimmte Viren. Häufig kommt es im Vorstadium der akuten Erkrankung zu Appetitmangel, Übelkeit, Müdigkeit, Leberschmerzen, Fieber und schließlich zur Gelbsucht. Die chronische Hepatitis heilt zum Teil völlig aus, kann allerdings auch zur Leberzirrhose (Schrumpfleber) führen. Nicht nur Viren schädigen die Leber, vielmehr führt auch eine falsche Ernährungsweise zu Leberschäden: Durch hochkalorische Ernährung und zuviel Alkohol kommt es zu einer vermehrten Fetteinlagerung in der Leber, zur Fettleber. Nur mit einer Reduktionskur und Alkoholkarenz erholt sich das Organ wieder, sofern das Endstadium, die Leberzirrhose, nicht schon begonnen hat. Bei der Leberzirrhose zerfallen kontinuierlich funktionsfähige Leberzellen. An ihre Stelle tritt Binde-und Narbengewebe, die Leberfunktion ist stark eingeschränkt. Nahrungs-und Stoffwechselgifte werden schließlich nicht mehr unschädlich gemacht und schädigen das Gehirn. Vorrangiges Ziel einer Leberdiät ist es,

alle leberschädlichen Substanzen auszuschalten: Eine leichte Vollkost und striktes Alkoholverbot stehen an erster Stelle. Bei einer Fettleber sollte die Ernährung kalorienreduziert, kohlenhydratarm, aber der Schmackhaftigkeit wegen etwas fettbetonter sein. Fette mit hohem Anteil an mehrfach ungesättigten Fettsäuren sind zu bevorzugen. Die dabei fehlenden Ballaststoffe müssen durch Kleie ergänzt werden. Die individuelle Verträglichkeit bestimmter Nahrungsmittel ist besonders zu berücksichtigen.

Die wichtigsten Maßnahmen:

- Leichte Vollkost
- Alkoholverbot
- evtl. Kalorienreduktion
- evtl. Kohlenhydratreduktion
- Pflanzenfette mit mehrfach ungesättigten Fettsäuren bevorzugen

Entzündung der Bauchspeicheldrüse (Pankreatitis)

Die Bauchspeicheldrüse (Pankreas) nimmt eine zentrale Stellung im Verdauungsprozeß ein. Sie sondert ein enzym- und elektrolytreiches Verdauungssekret ab und ist damit verantwortlich für die enzymatische Spaltung der Nährstoffe im Dünndarm. Die häufigste Erkrankung der Bauchspeicheldrüse ist die akute und chronische Pankreatitis (Entzündung der Bauchspeicheldrüse). Sie wird bei uns hauptsächlich durch den hohen Alkoholkonsum verursacht. Ist die Ernährung dazu noch sehr fett-und eiweißreich, potenziert sich über Jahre hinweg das Risiko einer Pankreatitis. Die Entzündung des Pankreasgewebes führt zum Zerfall von Drüsenzellen, die Freisetzung der Enzyme setzt schließlich die Selbstverdauung des Organs in Gang. Damit wird es völlig funktionsunfähig, die gesamte Verdauung ist blockiert. Heftige, kolikartige Leibschmerzen, Kreislaufschock und Erbrechen sind erstzunehmende

Symptome, denn es besteht Lebensgefahr! Die Pankreatitis erfordert stets, abhängig von der Krankheitsschwere, einen schrittweisen Diätaufbau: Bei der akuten Form steht die Schonung und Ruhigstellung des Organs im Vordergrund, d. h. absolutes Nahrungs-und Flüssigkeitsverbot bei ausschließlich künstlicher Ernährung. Anschließend darf nur ungesüßter Tee, dann gesüßter Tee verabreicht werden. Es folgt eine Phase mit leicht verdaulichen Kohlenhydraten in Form von Stärkebrei, Weißbrot und Marmelade. Danach kommt etwas Eiweiß hinzu (magere Milchprodukte, mageres Geflügel, Reis, Kartoffeln, Brot). In der letzten Diätphase wird langsam Fett zugelegt. Nach Abheilen der akuten Pankreatitis ist keine Diät mehr notwendig, das Alkoholverbot bleibt allerdings bestehen. Bei der chronischen Form ist eine fettkontrollierte Diät als Dauerkost erforderlich.

Die wichtigsten Maßnahmen:

- Schrittweiser Diätaufbau
- Leicht verdauliche Kohlenhydrate (Pudding, Grießbrei, Weißbrot)
- Fettarme Eiweißlieferanten: Milchprodukte, Reis, Kartoffeln, Brot
- Zulage von wenig Fett
- Alkoholverbot!

Gallensteinleiden

Die Galle ist die Ausscheidungsflüssigkeit der Leberzellen. Sie wird kontinuierlich an den Darm und in die Gallenblase abgegeben und ist sehr wichtig für die Fettverdauung, sowie für die Vitamin- und Mineralstoffbilanz. Die Gallenflüssigkeit enthält vor allem Gallensalze, Cholesterin und Phosphatide wie zum Beispiel Lecithin. Wenn das Gleichgewicht dieser Substanzen gestört ist, kann es zum Auskristallisieren von Cholesterin und Lecithin und damit zur Bildung von Gallensteinen in den Gallenwegen und der Gallenblase kommen. Auch können Entzündungen der Gallenblase und eine längere Verweildauer der Gallenflüssigkeit in dem Sammelorgan Gallensteine verursachen. Frauen haben häufiger Gallensteine als Männer. Die Pille und Östrogengaben in den Wechseljahren können eine Gallensteinbildung begünstigen. Gallensteine können völlig symptomlos vorkommen. Bei Einklemmung in den Gallengängen kommt es aber zu kolikartigen Schmerzen. Wenn die Galle nicht in den Dünndarm abfließen kann, führt dies zur Gelbsucht, die ohne chirurgischen Eingriff oder spontanen Steinabgang schnell eine Leberschädigung nach sich zieht. Bei Gallensteinen hat sich eine leichte Vollkost bewährt. Der therapeutische Wert einer fettreduzierten Diät ist, ebenso wie eine beschränkte Cholesterinzufuhr, umstritten. Allerdings sollten größere Fetteinzelgaben (z. B. Eigelb, Speck) vermieden werden.

Die wichtigsten Maßnahmen:

- Leichte Vollkost (gut verdaulich, ballaststoffreich, viel Flüssigkeit)
- Vermeiden von größeren Fett- und Cholesterinmengen (Speck, Eigelb)
- Gebratenes und Gegrilltes meiden Gedünstetes und Gekochtes bevorzugen

Lebensmittel (100 g verzehrbarer Anteil)	kcal	kJ	Eiweiß g	Fett g	KH g	BS g	Chol. mg	Natrium mg	Kalium mg
FETTE UND ÖLE									
TIERISCHE FETTE									
Butter	754	3156	0,5	83,0	0,5	0	240	5	16
Kräuterbutter	662	2766	0,6	73,0	0,5	0	202	300	20
Milchhalbfett	385	1610	4,8	40,5	0,3	0	113	10	20
Butterschmalz	897	3752	0,3	99,5	0	0	340	•	•
Schweineschmalz	898	3756	0,1	99,7	0	0	86	1	1
Gänseschmalz	896	3747	Spuren	99,5	0	0	100	•	•
Rindertalg	872	3647	0,8	96,5	0	0	100	11	6
Hammeltalg	747	3127	3,9	81,3	0	0	500	Spuren	1
PFLANZLICHE FETTE UND ÖLE									
Pflanzenmargarine	722	3021	0,2	80,0	0,4	0	7	101	7
Halbfettmargarine	368	1540	1,6	40,0	0,4	0	4	390	7
Diätmargarine	722	3021	0,2	80,0	0,2	0	1	39	•
Maiskeimöl	899	3762	0	99,9	0	0	2	1	1
Pflanzenöl i.D.	899	3762	0	99,9	0	0	1	•	•
Sonnenblumenöl	898	3758	0	99,8	•	0	5	•	1
Sojaöl	899	3762	0	99,9	0	0	1	•	•
Erdnußöl	895	3746	0	99,4	0,2	0	1	0	0
Walnußöl	896	3749	0	99,5	•	0	1	•	•
Safloröl (Distelöl)	899	3761	0	99,9	0	0	0	•	•
Sesamöl	896	3747	0	99,5	•	0	1	•	•
Leinöl	896	3747	0	99,5	0	0	7	•	•
Olivenöl	897	3754	0	99,6	0,2	0	1	1	Spuren
Palmkernfett	894	3741	0	99,3	0	0	2	•	•
Palmöl	898	3757	0	99,8	0	0	2	•	•
Kokosfett	894	3741	0	99,0	0	0	1	2	2
MAYONNAISENPRODUKTE									
Mayonnaise (80 % Öl)	752	3146	1,1	81,6	3,1	0	142	702	53
Salatmayonnaise (50 % Öl)	499	2088	0,6	51,1	9,2	0	52	•	•
Salatcreme (37 % Öl)	396	1657	1,0	39,5	9,0	0	•	•	•
Remoulade (80 % Öl)	735	3075	1,3	80,0	2,4	0	•	•	•
Remoulade (50 % Öl)	480	2008	0,5	50,8	4,8	0	•	•	•

Calcium mg	Phosphor mg	Magnesium mg	Eisen mg	Vit. A μg	Vit. B1 mg	Vit. B2 mg	Vit. B6 mg	Vit. C mg	geeignet bei Ü	D	G	HKK	O	V
13	21	3	0,1	653	0,01	0,02	0,01	Spuren	–	–	0	–	0	0
20	30	3	Spuren	680	0	0	0	5	–	–	0	–	0	0
20	20	3	0,9	380	0,01	0,02	0,01	0	+	+	+	+	0	0
•	•	•	•	890	•	•	•	0	–	–	0	–	0	0
Spuren	2	Spuren	0,1	0	0	0	•	0	–	–	0	–	0	0
•	•	•	•	•	•	•	•	•	–	–	0	–	0	0
0	7	3	0,3	280	0	0	•	1	–	–	0	–	0	0
•	•	•	•	25500	•	0	•	•	–	–	0	–	0	0
10	10	13	Spuren	608	Spuren	Spuren	•	Spuren	–	–	0	+	0	0
12	8	Spuren	Spuren	500	•	•	•	•	+	+	+	+	0	0
•	•	•	•	500	•	•	•	•	–	–	0	+	0	0
15	•	•	1,3	23	•	•	•	•	–	–	0	+	0	0
•	•	•	•	583	•	•	•	•	–	–	0	+	0	0
•	•	•	•	4	•	•	•	•	–	–	0	+	0	0
•	•	•	•	583	•	•	•	•	–	–	0	+	0	0
0	•	•	0,1	0	•	•	•	•	–	–	0	+	0	0
•	•	•	•	•	•	•	•	•	–	–	0	+	0	0
•	•	•	•	•	•	•	•	•	–	–	0	+	0	0
•	•	•	•	•	•	•	•	•	–	–	0	+	0	0
•	•	•	•	•	•	•	•	•	–	–	0	+	0	0
1	•	•	0,1	120	0	0	0	0	–	–	0	0	0	0
•	•	•	•	•	•	•	•	0	–	–	0	–	0	0
•	•	•	•	9400	•	•	•	•	–	–	0	–	0	0
1	Spuren	Spuren	Spuren	0	0	0	0	0	–	–	0	–	0	0
18	28	2	0,5	84	0,02	0,04	0,01	0	–	–	0	–	0	0
•	•	•	•	•	•	•	•	•	–	–	0	–	0	0
•	•	•	•	•	•	•	•	•	0	0	0	0	0	0
•	•	•	•	•	•	•	•	•	–	–	0	–	0	0
•	•	•	•	•	•	•	•	•	–	–	0	–	0	0

Zeichenerklärung: KH = Kohlenhydrate BS = Ballaststoffe Chol. = Cholesterin Ü = Übergewicht D = Diabetes Typ II
G = Gicht HKK = Herz-Kreislauf-Krankheiten O = Osteoporose V = Verstopfung
• = keine Angaben – = nicht geeignet + = geeignet 0 = neutral

Lebensmittel (100 g verzehrbarer Anteil)	kcal	kJ	Eiweiß g	Fett g	KH g	BS g	Chol. mg	Natrium mg	Kalium mg

MILCH

Lebensmittel	kcal	kJ	Eiweiß	Fett	KH	BS	Chol.	Natrium	Kalium
Muttermilch	67	280	1,2	3,7	7,1	0	25	13	47
Kuhmilch, H–Milch, 3,5 % Fett	64	268	3,3	3,5	4,8	0	11	48	157
H–Milch, 1,5 % Fett	47	197	3,4	1,5	4,9	0	5	49	155
H–Milch, mager	35	146	3,5	0,1	4,9	0	Spuren	50	150
Rohmilch (Vorzugsmilch)	67	280	3,3	3,8	4,8	0	12	48	157
Frischmilch,nat. Fettgehalt	67	280	3,3	3,8	4,8	0	14	50	150
Frischmilch, 3,5 % Fett	64	268	3,5	4,8	0	13	50	150	120
Frischmilch, 1,5% Fett	47	197	3,4	1,5	4,9	0	6	50	150
Frischmilch, mager	35	146	3,4	0,1	5,0	0	1	50	160
Magermilchpulver	356	1490	35,5	0,9	51,5	0	0	550	1600
Vollmilchpulver	490	2050	25,3	26,3	38,0	0	98	370	1200
Schafmilch	104	435	5,5	7,0	4,7	0	11	50	180
Stutenmilch	47	197	2,2	1,5	6,2	0	•	•	64
Ziegenmilch	70	293	3,4	4,3	4,4	0	10	40	170

MILCHPRODUKTE[1]

Lebensmittel	kcal	kJ	Eiweiß	Fett	KH	BS	Chol.	Natrium	Kalium
Buttermilch	34	142	3,2	0,5	3,5	0	2	60	150
Buttermilch, reine	38	159	3,5	0,6	4,0	0	2	60	150
Buttermilch, Frucht–	63	264	2,9	0,6	10,8	0	2	50	140
Buttermilch, Multivitamin–	64	268	2,7	0,1	12,5	0	1	50	140
Buttermilchpulver	376	1573	34,9	6,0	44,6	0	20	350	1300
Crème fraîche, 32 % Fett	318	1331	3,3	32,0	3,6	0	95	30	100
Creme double, mind. 40 % Fett	418	1749	3,1	43,1	4,5	0	125	20	80
Dickmilch, Sahne–, 10 % Fett	120	502	3,1	10,0	3,7	0	37	50	150
Dickmilch, 3,5 % Fett	64	268	3,3	3,5	4,0	0	13	50	150
Dickmilch, 1,5 % Fett	46	193	3,4	1,5	4,1	0	6	50	150
Dickmilch, mager	34	142	3,4	0,1	4,2	0	1	50	160
Diätfruchtjoghurt 2) mit Vitaminen	70	293	2,9	3,5	6,1	0	12	50	130
Diätfruchtjoghurt, 1,5 % Fett	50	209	3,3	1,2	5,9	0	5	50	150
Diätfruchtjoghurt, mager	42	176	3,9	0,2	5,5	0	1	60	190
Diätjoghurt mit Müsli, 1,5 % Fett	96	402	4,7	3,5	10,9	0,5	5	50	250
Diätfruchtjoghurt mit Ballaststoffen	61	255	3,2	1,7	7,5	0,2	6	30	250
Fruchtjoghurt, Sahne–	144	602	2,7	8,7	13,0	0	32	50	150

1) Bei den Milchprodukten mit Zusätzen bezieht sich der hinter dem Produktnamen angegebene Fettgehalt auf den Milchanteil.
2) Diätjoghurts sind mit Süßstoff, Diabetikerzucker oder Zuckeraustauschstoff gesüßt und für Diabetiker geeignet. Beachten Sie die Hinweise auf dem Etikett und bei Übergewicht auch den Fettgehalt.

Calcium mg	Phosphor mg	Magnesium mg	Eisen mg	Vit. A μg	Vit. B1 mg	Vit. B2 mg	Vit. B6 mg	Vit. C mg	geeignet bei Ü	D	G	HKK	O	V
31	15	4	0,1	69	0,02	0,04	0,01	4	nur für Säuglingsnahrung					
120	102	12	0,1	31	0,04	0,18	0,05	2	0	0	+	0	+	0
123	94	12	0,1	13	0,04	0,18	0,05	2	+	0	+	0	+	0
125	96	14	0,1	2	0,04	0,19	0,05	1	+	0	+	0	+	0
120	102	12	0,1	33	0,04	0,18	0,05	1	0	0	+	0	+	0
120	100	12	0,1	40	0,04	0,17	0,05	1	0	0	+	0	+	0
	100	12	0,1	40	0,04	0,17	0,05	1	0	0	+	0	+	0
120	100	12	0,1	20	0,04	0,17	0,05	1	+	0	+	0	+	0
120	100	12	0,1	0	0,04	0,18	0,05	1	+	0	+	0	+	0
1300	1000	120	0,8	10	0,34	2,2	0,4	10	+	0	+	0	+	0
920	720	100	0,6	290	0,29	1,4	0,35	10	0	0	+	0	+	0
190	140	18	0,1	70	0,08	0,36	0,08	5	-	0	0	0	+	0
110	54	9	0,1	17	0,03	0,03	0,03	15	+	0	+	0	+	0
130	100	15	0,1	50	0,05	0,15	0,05	2	-	0	+	0	+	0
110	80	13	0,1	10	0,03	0,16	0,04	1	+	+	+	+	+	+
110	80	13	0,1	10	0,03	0,16	0,04	1	+	+	+	+	+	+
100	70	12	0,1	10	0,03	0,15	0,04	1	-	-	+	0	+	+
100	70	12	0,1	0	0,35	0,55	0,4	17	-	-	0	0	+	+
900	900	120	0,9	70	0,29	1,7	0,45	8	+	+	+	0	+	+
80	60	9	0,1	350	0,03	0,15	0,03	1	-	-	0	0	+	0
70	50	8	0,1	470	0,03	0,13	0,03	1	-	-	0	0	+	0
110	90	11	0,1	110	0,04	0,16	0,05	1	-	-	0	0	+	+
120	100	12	0,1	40	0,04	0,17	0,05	1	+	+	+	+	+	+
120	100	12	0,1	20	0,04	0,17	0,05	1	+	+	+	+	+	+
120	100	12	0,1	0	0,04	0,18	0,05	1	+	+	+	+	+	+
100	80	10	0,1	40	0,02	0,15	0,04	17	+	+	+	+	+	+
110	90	11	0,1	10	0,02	0,18	0,04	1	+	+	+	+	+	+
130	100	13	0,1	0	0,02	0,2	0,05	1	+	+	+	+	+	+
150	150	30	0,1	40	0,08	0,2	0,13	1	+	+	+	+	+	+
300	80	13	3,3	20	0,05	0,18	0,07	2	+	+	+	+	+	+
110	80	11	0,1	100	0,02	0,16	0,04	1	-	-	0	0	+	0

Zeichenerklärung: KH = Kohlenhydrate   BS = Ballaststoffe   Chol. = Cholesterin   Ü = Übergewicht   D = Diabetes Typ II
G = Gicht   HKK = Herz-Kreislauf-Krankheiten   O = Osteoporose   V = Verstopfung
• = keine Angaben   - = nicht geeignet   + = geeignet   0 = neutral

Lebensmittel (100 g verzehrbarer Anteil)	kcal	kJ	Eiweiß g	Fett g	KH g	BS g	Chol. mg	Natrium mg	Kalium mg
Fruchtjoghurt, 3,8 % Fett	98	410	2,9	3,4	13,3	0	12	50	150
Fruchtjoghurt, 3,5 % Fett	95	397	2,9	3,1	13,3	0	11	50	150
Fruchtjoghurt, 1,5 % Fett	78	327	3,0	1,3	13,6	0	4	40	130
Fruchtjoghurt, mager	69	289	3,0	0,1	13,5	0	1	60	160
Fruchtjoghurt mit Müsli, 1,5 % Fett	96	402	2,8	1,7	15,8	0,5	6	50	200
Joghurt, natur, Sahne– 10 % Fett	120	502	3,1	10,0	3,7	0	37	50	140
Joghurt, natur, 3,8 % Fett	66	276	3,3	3,8	4,0	0	14	50	160
Joghurt, natur, 3,5 % Fett	64	268	3,3	3,5	4,0	0	13	50	160
Joghurt, natur, 1,5 % Fett	46	192	3,4	1,5	4,1	0	6	50	160
Joghurt, natur, mager	34	142	3,4	0,1	4,2	0	1	50	170
Joghurt, mager, gerührt (W)	37	155	3,9	0,2	4,2	0	1	60	190
Kaffeesahne, 12 % Fett	136	569	3,0	12,0	3,9	0	46	40	140
Kaffeesahnepulver	457	1912	18,0	17,0	58,0	0	63	370	1200
Kefir, 1,5 % Fett	46	193	3,4	1,5	4,1	0	6	50	150
Kefir, 3,5 % Fett	64	268	3,3	3,5	4,0	0	13	50	150
Kefir, Sahne– , 10 % Fett	125	523	3,7	10,0	4,4	0	37	50	150
Kefir, Frucht–, 1,5 % Fett	81	339	2,9	1,3	13,8	0	5	40	130
Kondensmilch, 7,5 % Fett	132	552	6,5	7,7	9,7	0	28	100	320
Kondensmilch, 10 % Fett	175	732	8,8	10,0	12,5	0	38	140	410
Milchmischgetränk mit Frucht (1,5 % Fett)	78	326	3,2	1,4	13,1	0	6	50	140
Milchmischgetränk Schoko– (1,5 % Fett)	61	255	0,5	1,6	8,2	0	6	50	160
Milchmischgetränk, Schoko – (3,5 % Fett)	78	326	3,5	3,5	8,1	0	12	50	160
Milchpudding	109	456	2,7	2,9	17,9	0	11	40	120
Milchreis (Dessert), i. D.	122	510	3,6	2,5	21,2	0,5	9	60	160
Milchreis, Diät–, i. D.	70	293	3,9	0,8	11,7	0	3	60	180
Moccajoghurt, 3,5 % Fett	106	444	3,8	3,5	14,3	0	13	50	150
Molke, Süß–	24	100	0,6	0,2	4,8	0	2	50	130
Molke, Sauer–	23	96	0,6	0,2	4,2	0	2	50	140
Molke, Kur–	36	151	3,0	0	5,2	0	2	50	180
Molkenfruchtgetränk	52	218	0,4	0	12,0	0	1	60	150
Molkenfruchtgetränk, Diät–	28	117	0,4	0	6,0	0	1	60	150
Molkenpulver (aus Süßmolke)	350	1464	10,9	1,1	72,8	0	0	800	2000
Müslijoghurt, 1,5 % Fett	102	427	3,6	1,4	18,4	0,5	5	50	200
Nußjoghurt, 3,5 % Fett	95	397	2,9	3,1	13,3	0	11	50	150
Rahmjoghurt mit Traubenzucker	141	590	3,9	9,6	9,1	0	36	50	140
Sahne, sauer, 10 % Fett	118	494	3,1	10,0	3,3	0	37	40	140
Sahne, sauer, 18 % Fett	188	787	2,9	18,0	3,0	0	60	40	130
Sahne , sauer, (Schmand), 24 % Fett	248	1038	2,7	24,0	3,4	0	75	30	120
Sahne, süß (Kaffeesahne), 12 % Fett	136	569	3,0	12,0	3,9	0	46	40	140

Calcium mg	Phosphor mg	Magnesium mg	Eisen mg	Vit. A µg	Vit. B1 mg	Vit. B2 mg	Vit. B6 mg	Vit. C mg	Ü	D	G	HKK	O	V
110	90	11	0,1	40	0,02	0,18	0,04	1	–	–	0	0	+	+
110	90	11	0,1	30	0,02	0,18	0,04	1	–	–	0	0	+	+
100	90	10	0,1	10	0,03	0,15	0,04	2	–	–	0	0	+	+
120	90	12	0,1	0	0,02	0,2	0,05	2	+	+	+	+	+	+
120	120	19	0,1	20	0,03	0,2	0,08	1,5	–	–	+	0	+	+
120	90	11	0,1	110	0,02	0,16	0,05	1	–	–	+	0	+	0
130	100	12	0,1	40	0,02	0,17	0,05	2	0	0	+	0	+	+
130	100	12	0,1	40	0,02	0,17	0,05	1	+	+	+	+	+	+
130	100	12	0,1	20	0,02	0,17	0,05	1	+	+	+	+	+	+
140	100	12	0,1	0	0,03	0,18	0,05	1	+	+	+	+	+	+
120	100	13	0,1	0	0,03	0,2	0,06	1	+	+	+	+	+	+
110	90	12	0,1	130	0,04	0,18	0,04	1	–	–	0	–	+	0
900	800	93	0,5	190	0,29	1,3	0,4	10	–	–	0	–	0	0
120	100	12	0,1	20	0,04	0,17	0,05	1	+	+	+	+	+	+
120	100	12	0,1	40	0,04	0,17	0,05	1	–	0	+	0	+	+
110	90	11	0,1	110	0,04	0,16	0,05	1	–	–	0	–	+	+
100	90	10	Spuren	10	0,03	0,15	0,04	1	–	–	0	0	+	+
240	200	24	0,1	80	0,06	0,34	0,06	1	0	0	0	0	+	0
330	270	33	0,1	110	0,08	0,46	0,08	1,4	–	–	0	–	+	0
110	90	11	0,1	80	0,21	0,4	0,24	1	–	–	0	0	+	0
120	110	12	0,3	20	0,04	0,17	0,05	1	–	–	0	0	+	–
120	110	12	0,3	40	0,04	0,17	0,05	1	–	–	0	0	+	–
100	80	10	Spuren	30	0,03	0,14	0,04	2	–	–	0	0	+	0
120	110	14	0,1	30	0,05	0,18	0,06	2	–	–	0	0	+	0
140	120	14	0,1	10	0,05	0,2	0,06	2	+	+	+	+	+	0
110	90	11	0,1	40	0,02	0,16	0,04	1	–	–	0	0	+	+
60	40	15	0,1	0	0,04	0,14	0,05	1	+	+	+	+	+	+
100	50	15	0,1	0	0,04	0,14	0,05	1	+	+	+	+	+	+
120	50	15	0,1	0	0,04	0,14	0,05	1	+	+	+	+	+	+
100	50	15	0,1	0	0,04	0,12	0,05	10	–	–	+	0	+	+
100	50	15	0,1	0	0,04	0,12	0,05	1	+	+	+	+	+	+
800	700	80	1,3	10	0,5	2,5	0,8	8,0	0	0	0	0	0	0
180	110	20	0,6	20	0,05	0,2	0,09	1,5	–	–	+	0	+	+
110	90	11	0,1	30	0,02	0,17	0,04	1	–	–	0	0	+	+
120	90	11	0,1	110	0,02	0,16	0,05	1	–	–	+	0	+	+
110	90	12	0,1	110	0,04	0,19	0,04	1	–	–	0	0	+	0
100	80	11	0,1	200	0,04	0,17	0,04	1	–	–	0	–	+	0
100	80	11	0,1	260	0,03	0,16	0,03	1,0	–	0	–	+	0	
110	90	12	0,1	130	0,04	0,18	0,04	1	–	–	0	0	+	0

Zeichenerklärung: KH = Kohlenhydrate BS = Ballaststoffe Chol. = Cholesterin Ü = Übergewicht D = Diabetes Typ II
G = Gicht HKK = Herz-Kreislauf-Krankheiten O = Osteoporose V = Verstopfung
• = keine Angaben – = nicht geeignet + = geeignet 0 = neutral

Lebensmittel (100 g verzehrbarer Anteil)	kcal	kJ	Eiweiß g	Fett g	KH g	BS g	Chol. mg	Natrium mg	Kalium mg
Sahne, süß (Schlagsahne), 30 % Fett	293	1226	2,5	30,0	3,2	0	90	30	100
Sahne, süß (Schlagsahne extra), 36 % Fett	345	1443	2,3	36,0	3,0	0	105	30	100
Sahne, Sprüh–, 30 % Fett	312	1305	2,4	30,0	8,2	0	89	30	100
Schafmilchjoghurt, 6 % Fett	94	393	5,5	6,0	3,8	0	9	50	180
Vanillejoghurt, 3,5 % Fett	95	397	3,8	3,0	12,6	0	11	50	150
Ymer	74	310	6,0	3,5	4,0	0	13	50	150

FRISCHKÄSE

Lebensmittel (100 g verzehrbarer Anteil)	kcal	kJ	Eiweiß g	Fett g	KH g	BS g	Chol. mg	Natrium mg	Kalium mg
Speisequark, Sahne–,40 % F. i. Tr.	144	602	9,0	10,3	3,2	0	31	40	120
Speisequark, 20 % F. i. Tr.	100	418	10,8	4,4	3,6	0	16	40	120
Speisequark, mager	70	293	12,3	0,2	4,1	0	1	40	140
Kräuterquark, 40 % F. i. Tr.	146	611	9,7	10,2	3,2	Spuren	38	390	120
Kräuterquark, 20 % F. i. Tr.	100	418	8,1	5,3	4,2	0	20	390	120
Kräuterquark, natriumarm, 40 % F. i. Tr.	146	611	9,7	10,2	3,2	Spuren	31	120	120
Fruchtquark, 20 % F. i. Tr.	125	523	9,2	3,7	13,1	0	61	30	100
Fruchtquark, Diät–, mager	52	218	7,0	0,2	5,0	0	1	30	110
Frischkäse**, Rahm–, 50 % F. i. Tr.	189	791	9,3	15,3	3,0	0	57	400	110
Frischkäse**, Doppelrahm–, 60 % F. i. Tr.	253	1059	8,5	23,0	2,4	0	85	350	90
Frischkäse**, Doppelrahm–, 70 % F. i. Tr.	312	1305	8,0	30,0	2,0	0	111	350	80
Frischkäsecreme, mager	59	247	8,0	1,0	3,8	0	4	40	140
FK-Zubereitung••, 20 % F. i. Tr. (K)	125	523	10,5	6,0	3,5	0	18	200	120
FK-Zubereitung•• mit Joghur (K)	185	774	8,5	15,0	3,0	0	45	•	•
Hüttenkäse, 20 % F. i. Tr.	102	427	12,6	4,3	2,6	0	16	380	80
Körniger Frischkäse, 20 % F. i. Tr.	100	418	10,0	5,0	3,0	0	18	380	80
Mascarpone, über 80 % F. i. Tr.	460	1925	4,6	47,5	3,6	0	138	40	80
Mozzarella, 45 % F. i. Tr.	255	1067	18,6	19,8	Spuren	0	46	500	100
Quarkspeise mit Frucht, mager (K)	85	356	7,7	0,2	12,8	0	1	•	•
Quarkspeise mit Frucht, 25 % F. i. Tr. (K)	130	544	6,3	5,3	14,2	0	16	30	100
Robiola, 75 % F. i. Tr.	335	1402	7,0	33,0	1,9	0	100	520	80
Schafkäse (Feta), 40 % F. i. Tr.	219	916	18,4	16,0	Spuren	0	38	1300	150
Schafkäse, (Feta), 45 % F. i. Tr.	239	1000	17,0	18,8	Spuren	0	45	1300	150
Schichtkäse, 10 % F. i. Tr.	82	343	11,6	2,0	3,8	0	7	40	130
Schichtkäse, 20 % F. i. Tr.	100	418	10,8	4,4	3,6	0	16	40	120
Schichtkäse, 40 % Fi. Tr.	147	615	9,7	10,3	3,2	0	38	40	120
Zottarella (Mozzarella–Typ, Z)	254	1063	21,4	18,7	0,3	0	•	•	•

* keine Angaben

** Diese Frischkäsesorten gibt es natur und mit Kräutern sowie Gewürzen. Die Nährwerte der gewürzten Frischkäse unterscheiden sich nur unwesentlich von den in der Tabelle aufgeführten Produkten.

Calcium mg	Phosphor mg	Magnesium mg	Eisen mg	Vit. A µg	Vit. B1 mg	Vit. B2 mg	Vit. B6 mg	Vit. C mg	geeignet bei Ü	D	G	HKK	O	V
80	60	9	0,1	330	0,03	0,15	0,03	1	−	−	0	−	+	0
80	60	9	0,1	400	0,03	0,14	0,03	1	−	−	0	−	+	0
90	70	10	0,1	330	0,03	0,14	0,03	1	−	−	0	−	+	0
190	140	18	0,9	60	0,04	0,36	0,08	4,5	−	−	+	0	+	+
110	90	11	0,1	30	0,02	0,17	0,04	1	−	−	0	0	+	+
100	80	12	0,1	40	0,04	0,17	0,05	1	−	0	+	0	+	0
110	180	10	0,1	110	0,03	0,27	0,06	Spuren	−	−	0	0	−	0
120	180	11	0,1	50	0,03	0,29	0,06	Spuren	−	0	0	0	+	0
120	190	11	0,1	0	0,03	0,3	0,06	Spuren	+	+	+	+	+	0
110	180	10	110	0,03	0,27	0,06	0,2	−	−	+	−	+	0	
120	180	11	0,1	60	0,03	0,29	0,06	0,2	+	+	+	+	+	0
110	180	10	0,1	110	0,03	0,27	0,06	−	−	+	+	+	0	
90	150	8	0,1	40	0,03	0,25	0,06	2	0	−	+	0	+	0
90	160	8	0,1	0	0,03	0,3	0,06	2	+	+	+	+	+	0
100	160	9	0,1	170	0,03	0,26	0,06	0,2	−	−	0	0	+	0
90	150	7	0,1	250	0,02	0,23	0,06	0,2	−	−	0	−	+	0
80	130	6	0,1	330	0,02	0,21	0,06	Spuren	−	−	0	−	+	0
120	180	11	0,1	10	0,03	0,3	0,06	Spuren	+	+	+	+	+	0
110	180	10	0,1	80	0,63	•	0,87	Spuren	+	+	+	+	+0	
•	•	•	•	•	•	•	•	0	−	−	0	0	−	0
80	140	8	0,1	50	0,03	0,24	0,06	Spuren	+	+	+	+	+	0
80	140	8	0,1	60	0,03	0,24	0,06	Spuren	+	+	+	+	+	0
60	130	6	0,1	520	0,02	0,21	0,04	Spuren	−	−	0	−	+	0
450	350	20	0,3	220	0,04	0,35	0,1	Spuren	+	+	+	0	+	0
•	•	•	•	•	•	•	•	Spuren	+	+	+	+	+	0
90	150	8	0,1	40	0,03	0,25	0,06	2	0	0	+	+	+	0
70	130	6	0,1	360	0,02	0,21	0,06	Spuren	−	−	0	−	+	0
500	400	25	0,3	180	0,04	0,3	0,1	Spuren	+	+	+	−	+	0
450	370	25	0,3	210	0,04	0,3	0,1	Spuren	0	+	+	−	+	0
120	190	11	0,1	20	0,03	0,3	0,06	Spuren	+	+	+	+	+	0
120	180	11	0,1	50	0,03	0,29	0,06	Spuren	+	+	+	0	+	0
110	180	10	0,1	110	0,03	0,27	0,06	Spuren	−	−	0	−	+	0
•	•	•	•	•	•	•	•	•	+	+	+	0	+	0

Zeichenerklärung: KH = Kohlenhydrate   BS = Ballaststoffe   Chol. = Cholesterin   Ü = Übergewicht   D = Diabetes Typ II
G = Gicht   HKK = Herz-Kreislauf-Krankheiten   O = Osteoporose   V = Verstopfung
• = keine Angaben   − = nicht geeignet   + = geeignet   0 = neutral

Lebensmittel (100 g verzehrbarer Anteil)	kcal	kJ	Eiweiß g	Fett g	KH g	BS g	Chol. mg	Natrium mg	Kalium mg
KÄSE (GEREIFTER KÄSE)									
1. Hartkäse ,Reibe– und Streukäse									
Allgäuer Hartkäse, 45 % F. i. Tr.	387	1619	28,9	30,0	0	0	70	300	100
Allgäuer Hartkäse, 30 % F. i. Tr.	287	1201	31,0	18,0	0	0	42	300	100
Allgäutaler Streu & Back (Z)	387	1619	28,9	30,0	Spuren	0	•	•	•
Bergkäse, 50 % F. i. Tr.	394	1648	27,1	31,6	0	0	74	400	90
Cheddar (Chester), 50 % F. i. Tr.	397	1661	25,4	32,4	0	0	76	700	80
Emmentaler, 45 % F. i. Tr.	387	1619	28,9	30,0	0	0	70	300	100
Greyerzer (Gruyere), 45 % F. i. Tr.	387	1619	28,9	30,0	0	0	70	300	100
Hobelkäse, 50 % F. i. Tr.	475	1987	33,0	38,0	0	0	89	1000	100
Parmesan, 32 % F. i. Tr.	358	1498	38,5	22,5	0	0	53	1000	100
Provolone, 45 % F. i. Tr.	365	1527	26,3	28,9	0	0	•	•	•
Reibekäse, 45 % F. i. Tr.	387	1619	28,9	30,0	0	0	70	300	100
Sbrinz, 45 % F. i. Tr.	426	1782	32,0	33,0	0	0	77	1000	100
Zottarella Streu & Back (Z)	328	1372	25,0	25,2	0,5	0	•	•	•
2. Schnittkäse									
Appenzeller, 50 % F. i. Tr.	390	1632	25,4	31,6	0	0	74	600	100
Balsfjord, 45 % F. i. Tr.	347	1452	25,0	27,0	0	0	54	800	100
Bavaria blue, 70 % F. i. Tr.	414	1732	13,2	40,0	0	0	112	700	100
Bel Paese, 50 % F. i. Tr.	374	1565	25,4	30,2	0	0	68	•	•
Bleu d'Auvergne, 50 % F. i. Tr.	360	1506	22,9	29,6	0	0	69	850	100
Bleu de Bresse, 50 % F. i. Tr.	360	1506	22,9	29,6	0	0	69	850	100
Butterkäse, 30 % F. i. Tr.	246	1029	26,3	15,4	0	0	36	800	100
Butterkäse, 45 % F. i. Tr.	301	1259	21,7	23,5	0	0	54	800	80
Butterkäse, 50 % F. i. Tr.	318	1331	19,4	26,5	0	0	62	800	80
Butterkäse, 60 % F. i. Tr.	385	1611	17,0	34,7	0	0	81	700	100
Butterkäse, Ziegen–, 48 % F. i. Tr.	332	1389	21,6	27,0	0	0	45	600	290
Cambozola, 70 % F. i. Tr.	414	17332	13,2	40,0	0	0	112	700	100
Danablu, 50 % F. i. Tr.	360	1506	22,9	29,6	0	0	69	850	100
Danbo, 45 % F. i. Tr.	329	1377	24,1	25,4	0	0	59	600	100
Edamer, 30 % F. i. Tr.	257	1075	27,3	16,0	0	0	37	600	120
Edamer, 40 % F. i. Tr.	303	1268	24,8	22,3	0	0	52	600	100
Esrom, 45 % F. i. Tr.	301	1259	21,7	23,5	0	0	54	800	80
Fontina, 45 % F. i. Tr.	329	1377	25,0	25,0	0	0	58	900	100
Freiburger Vacherin, 50 % F. i. Tr.	357	1494	25,6	28,0	0	0	65	500	100
Geheimratskäse, 50 % F. i. Tr.	358	1498	22,2	29,6	0	0	69	600	100

Calcium mg	Phosphor mg	Magnesium mg	Eisen mg	Vit. A µg	Vit. B1 mg	Vit. B2 mg	Vit. B6 mg	Vit. C mg	Ü	D	G	HKK	O	V
1100	700	43	0,3	330	0,04	0,32	0,11	0	0	0	0	0	+	0
1200	730	46	0,3	200	0,04	0,34	0,11	0	+	+	+	+	+	0
•	•	•	•	•	•	•	•	+	+	+	0	+	0	
1000	600	40	0,3	350	0,05	0,34	0,09	0	-	-	0	-	+	0
720	500	25	0,4	360	0,04	0,45	0,1	0	-	-	0	-	+	0
1100	700		0,3	330	0,04	0,32	0,11	0	0	0	0	0	+	0
1100	700		0,3	330	0,04	0,32	0,11	0	0	0	0		+	0
1200	800	44	0,6	420	0,03	0,5	0,1	0	-	-	0	-	+	0
1400	950	44	0,6	250	0,03	0,5	0,1	0	0	0	0	0	+	0
880	575	31	0,5	•	0,02	0,32	•	0	0	0	0	0	+	0
1100	700		0,3	330	0,04	0,32	0,11	0	0	0	0		+	0
1200	700	44	0,6	360	0,03	0,5	0,1	0	-	-	0	-	+	0
•	•	•	•	•	•	•	•	•	+	+	+	0	+	0
800	500	36	0,3	350	0,04	0,44	0,07	0	-	-	0	-	+	0
820	550	37	0,3	300	0,05	0,3	0,03	0	0	0	0	0	+	0
360	200	18	0,3	440	0,04	0,35	0,15	0	-	-	0	-	+	0
600	480	•	•	•	0,03	0,22	•	0	-	-	0	-	+	0
700	500	50	0,4	330	0,04	0,43	0,12	0	-	-	0	-	+	0
700	500	50	0,4	330	0,04	0,43	0,12	0	-	-	0	-	+	0
800	500	40	0,4	170	0,04	0,35	0,06	0	+	+	+	+	+	0
750	400	35	0,4	260	0,04	0,32	0,06	0	0	0	0	0	+	0
750	400	30	0,4	280	0,04	0,25	0,06	0	-	-	0	-	+	0
600	300	27	0,4	380	0,05	0,3	0,06	0	-	-	0	-	+	0
550	510	32	0,5	310	0,06	0,6	0,25	0	0	0	0	0	+	0
360	200	18	0,3	440	0,04	0,35	0,15	0	-	-	0	-	+	0
700	500	50	0,4	330	0,04	0,43	0,12	0	-	-	0	-	+	0
800	550	36		280	0,04	0,3	0,07	0	0	0	0		+	0
870	560	40	0,35	180	0,04	0,35	0,07	0	+	+	+	+	+	0
800	550	37	0,35	250	0,04	0,32	0,06	0	+	+	+	+	+	0
750	400	35	0,4	260	0,04	0,32	0,06	0	0	0	0	0	+	0
800	550	36	0,3	280	0,04	0,3	0,07	0	0	0	0	0	+	0
550	450	35	0,4	310	0,05	0,3	0,1	0	-	-	0	-	+	0
700	500	33	0,35	330	0,04	0,3	0,06	0	-	-	0	-	+	0

Zeichenerklärung: KH = Kohlenhydrate   BS = Ballaststoffe   Chol. = Cholesterin   Ü = Übergewicht   D = Diabetes Typ II
G = Gicht   HKK = Herz-Kreislauf-Krankheiten   O = Osteoporose   V = Verstopfung
• = keine Angaben   – = nicht geeignet   + = geeignet   0 = neutral

Lebensmittel (100 g verzehrbarer Anteil)	kcal	kJ	Eiweiß g	Fett g	KH g	BS g	Chol. mg	Natrium mg	Kalium mg
Gorgonzola, 48 % F. i. Tr.	358	1498	19,4	31,2	0	0	•	•	•
Gouda, 48 % F. i. Tr.	346	1448	22,7	28,0	0	0	65	600	100
Hardanger (Ziegenkäse)	340	1423	25,0	26,3	0	0	44	900	120
Havarti, 45 % F. i. Tr.	328	1372	24,1	25,4	0	0	59	600	100
Jarlsberg, 45 % F. i. Tr.	352	1473	26,7	26,9	0	0	69	600	120
Maasdamer, 45 % F. i. Tr.	356	1450	25,9	27,6	0	0	64	600	100
Pyrenäenkäse, 50 % F. i. Tr.	359	1502	22,3	29,6	0	0	69	600	100
Raclette, 48 % F. i. Tr.	346	1448	22,7	28,0	0	0	65	600	100
Roquefort, 52 % F. i. Tr.	374	1565	21,0	32,0	0	0	72	1600	100
Tete de Moine, 50 % F. i.. Tr.	388	1623	24,5	32,0	0	0	74	700	100
Tilsiter, 45 % F. i. Tr.	328	1372	24,1	25,4	0	0	59	600	100
Tilsiter, 50 % F. i. Tr.	359	1502	22,3	29,6	0	0	69	600	100
Trappistenkäse, 45 % F. i. Tr.	345	1443	25,1	26,8	0	0	62	600	100
Ziegenschnittkäse, 48 % F. i. Tr.	355	1485	23,8	28,5	0	0	47	900	120
Ziegenschnittkäse, 45 % F. i. Tr.	313	1310	22,9	24,4	0	0	41	600	290

3. Weichkäse (mit Innen– und/oder Außenschimmel)

Lebensmittel (100 g verzehrbarer Anteil)	kcal	kJ	Eiweiß g	Fett g	KH g	BS g	Chol. mg	Natrium mg	Kalium mg
Bresso, 70 % F. i. Tr.(U)	419	1753	13,7	40,5	0	0	112	700	100
Brie, 45 % F. i. Tr.	281	1176	21,0	21,8	0	0	51	700	150
Brie, 50 % F. i. Tr.	315	1318	21,1	25,5	0	0	72	700	150
Brie, 60 % F. i. Tr.	367	1536	16,8	33,2	0	0	93	600	120
Camembert, 60 % F. i. Tr.	367	1536	16,8	33,2	0	0	93	700	120
Camembert, 50 % F. i. Tr.	315	1318	21,1	25,5	0	0	72	700	150
Camembert, 45 % F. i. Tr.	281	1176	21,0	21,8	0	0	51	700	150
Camembert, 40 % F. i. Tr.	257	1075	22,0	18,7	0	0	44	700	150
Camembert, 30 % F. i. Tr.	207	866	22,8	12,8	0	0	30	700	150
Camembert, Back–, 45 % F. i. Tr.	306	1280	19,0	17,0	19,0	0	40	700	190
Edelpilzkäse, 45 % F. i. Tr.	284	1188	18,5	23,0	0	0	53	800	80
Edelpilzkäse, 55 % F. i. Tr.	360	1506	22,9	29,6	0	0	69	850	100
Edelpilzkäse, 60 % F. i. Tr.	430	1799	19,1	39,1	0	0	90	850	100
Edelpilzkäse, 70 % F. i. Tr.	463	1937	14,6	44,7	0	0	104	800	100
Käsepastete mit Nüssen, 70 % F. i. Tr.	314	1314	12,5	28,0	3,1	•	65	1200	160
Limburger, 20 % F. i. Tr.	188	787	26,4	9,0	0	0	21	800	100
Limburger, 40 % F. i. Tr.	272	1138	23,2	19,7	0	0	46	800	100
Limburger, 50 % F. i. Tr.	316	1322	20,0	26,0	0	0	61	800	100
Münster, 45 % F. i. Tr.	295	1234	21,6	23,0	0	0	54	1000	150
Münster, 50 % F. i. Tr.	316	1322	20,0	26,0	0	0	61	800	100
Romadur, 20 % F. i. Tr.	188	787	26,4	9,0	0	0	21	800	100

Calcium mg	Phosphor mg	Magnesium mg	Eisen mg	Vit. A µg	Vit. B1 mg	Vit. B2 mg	Vit. B6 mg	Vit. C mg	geeignet bei					
									Ü	D	G	HKK	O	V
600	350	•	0,3	•	0,05	0,43	0,11	0	0	0	0	0	+	0
750	500	34	0,3	310	0,04	0,3	0,06	0	0	0	0	0	+	0
700	500	43	0,5	310	0,06	0,31	0,03	0	0	0	0	−	+	0
750	500	37	0,4	280	0,04	0,35	0,06	0	0	0	0	0	+	0
800	530	40	0,4	300	0,02	0,37	0,06	0	0	0	0	0	+	0
750	500	40	0,3	300	0,04	0,35	0,06	0	0	0	0	0	+	0
700	500	36	0,4	330	0,04	0,32	0,06	0	−	−	0	−	+	0
750	500	34	0,3	310	0,04	0,3	0,06	0	−	−	0	−	+	0
600	450	40	0,5	320	0,04	0,6	0,2	0	−	−	0	−	+	0
900	600	40	0,3	330	0,05	0,3	0,06	0	−	−	0	0	+	0
750	500	37	0,4	280	0,04	0,35	0,06	0	0	0	0	0	+	0
700	500	36	0,4	330	0,04	0,32	0,06	0	−	−	0	−	+	0
750	500	37	0,4	300	0,04	0,35	0,06	0	0	0	0	0	+	0
700	500	43	0,5	330	0,06	0,31	0,03	0	0	0	0	0	+	0
550	510	32	0,5	280	0,06	0,6	0,25	0	0	0	0	0	+	0
250	200	13	0,2	440	0,04	0,35	0,1	0	−	−	0	−	+	0
350	300	20	0,3	240	0,04	0,52	0,15	0	0	0	0	0	+	0
350	300	20	0,3	280	0,04	0,52	0,15	0	0	0	0	−	+	0
280	250	16	0,3	370	0,04	0,4	0,12	0	−	−	0	−	+	0
280	250	16	0,3	370	0,04	0,4	0,12	0	−	−	0	−	+	0
350	300	20	0,3	280	0,04	0,52	0,15	0	−	−	0	−	+	0
350	300	20	0,3	240	0,04	0,52	0,15	0	0	0	0	0	+	0
370	310	20	0,4	210	0,04	0,52	0,15	0	+	+	+	+	+	0
380	330	20	0,3	140	0,04	0,56	0,15	0	+	+	+	+	+	0
310	300	26	0,7	190	0,06	0,45	0,16	0	0	0	0	0	+	0
400	300	35	0,4	250	0,04	0,32	0,06	0	0	0	0	0	+	0
700	500	50	0,4	330	0,04	0,43	0,12	0	−	−	0	−	+	0
600	400	50	0,4	430	0,04	0,4	0,12	0	−	−	0	−	+	0
500	400	40	0,4	490	0,04	0,32	0,12	0	−	−	−	0	+	0
400	600	30	1,0	310	0,07	0,37	0,07	0	−	−	0	−	+	0
400	300	25	0,35	100	0,05	0,4	0,1	0	+	+	+	0	+	0
350	250	20	0,3	220	0,05	0,35	0,1	0	0	0	0	0	+	0
300	220	20	0,3	290	0,05	0,35	0,1	0	−	−	0	−	+	0
350	300	20	0,3	250	0,05	0,45	0,15	0	0	0	0	−	+	0
300	220	20	0,3	290	0,05	0,35	0,1	0	−	−	0	−	+	0
400	300	25	0,35	100	0,05	0,4	0,1	0	+	+	+	0	+	0

Zeichenerklärung: KH = Kohlenhydrate   BS = Ballaststoffe   Chol. = Cholesterin   Ü = Übergewicht   D = Diabetes Typ II
G = Gicht   HKK = Herz-Kreislauf-Krankheiten   O = Osteoporose   V = Verstopfung
• = keine Angaben   − = nicht geeignet   + = geeignet   0 = neutral

Lebensmittel (100 g verzehrbarer Anteil)	kcal	kJ	Eiweiß g	Fett g	KH g	BS g	Chol. mg	Natrium mg	Kalium mg
Romadur, 40 % F. i. Tr.	272	1138	23,2	19,7	0	0	46	800	100
Romadur, 60 % F. i. Tr.	382	1598	17,0	34,7	0	0	81	800	100
Weichkäse, 70 % F. i. Tr.	414	1732	13,2	40,0	0	0	112	700	100
Weichkäse m. Kräut./Gewürz., 60 % F. i. Tr.	367	1536	16,8	33,2	0	0	93	700	120
Weichkäse mit Edelschimmel, 30 % F. i. Tr.	219	916	24,2	13,5	0	0	39	1200	150
Weinkäse, 45 % F. i. Tr.	295	1236	21,6	23,0	0	0	54	1000	150
Weinkäse, 20 % F. i. Tr.	196	820	27,6	9,3	0	0	35	1100	200
Weißlacker (Bierkäse), 45 % F. i. Tr.	294	1230	20,8	23,0	0	0	54	1400	100
Weißlacker (Bierkäse), 50 % F. i. Tr.	327	1368	20,0	27,0	0	0	63	1400	100
Ziegenweichkäse, 45 % F. i. Tr.	281	1176	21,0	21,8	0	0	35	800	230
4. Sauermilch- und Molkenkäse									
Gjetost (Molkenkäse), 35 % F. i. Tr.	454	1900	12,0	28,7	36,1	0	67	420	1100
Mainzer Handkäse, Korbkäse, Quargel, Harzer Käse	129	540	30,0	0,7	0	0	3	800	100
5. Schmelzkäse ***									
Schnittfester Schmelzkäse, am Stück und vorverpackt									
Schmelzkäse , 20 % F. i. Tr.	222	929	27,0	12,0	1,0	0	27	1100	200
Schmelzkäse, 30 % F. i. Tr.	219	916	14,8	13,6	8,9	0	31	1200	200
Schmelzkäse, 45 % F. i. Tr.	298	1247	20,0	24,0	0	0	55	1300	150
Schmelzkäse, 50 % F. i. Tr.	347	1452	17,0	29,0	4,0	0	66	1200	150
Schmelzkäse, geräuchert, 45 % F. i. Tr.	308	1289	16,6	24,0	5,9	0	55	1200	160
Scheibletten, 45 % F. i. Tr.	298	1247	20,0	24,0	0	0	55	1300	150
Streichfähiger Schmelzkäse, vorverpackt									
Käseecke, 20 % F. i. Tr.	190	795	17,0	10,0	7,5	0	23	1200	200
Käseecke, 30 % F. i. Tr.	211	883	15,0	14,0	5,7	0	32	1100	200
Käseecke, 40 % F. i. Tr.	253	1059	15,0	19,0	5,0	0	44	1100	200
Käseecke, 45 % F. i. Tr.	290	1213	15,7	22,3	6,3	0	52	1200	150
Käseecke, 50 % F. i. Tr.	321	1343	12,0	27,2	6,7	0	62	1100	150
Käseecke, 60 % F. i. Tr.	340	1423	10,3	31,5	3,4	0	73	1100	150
Kochkäse, 10 % F. i. Tr.	103	431	14,7	3,0	3,8	0	7	400	100
Kochkäse, 20 % F. i. Tr.	125	523	13,8	5,9	3,7	0	14	400	100

* keine Angaben
** Aus dieser Rubrik gibt es viele Käsesorten mit Kräutern, Gewürzen und Gemüse oder auch mit Pilzen . Der Nährwertgehalt unterscheidet sich von den Naturkäsesorten nur unwesentlich.
*** Diese Käse gibt es auch mit Kräutern, Gewürzen, Paprika, Pilzen und mit Schinken. Außer als Ecken werden sie auch im Blöckchen oder rund angeboten. Zu den Portionsgrößen beachten Sie bitte die Seite 102.
(K) = Karwendel;   (Z) = Zott;   (R) = Rotkäppchen;   (U)= Union Deutsche Lebensmittelwerke

Calcium mg	Phosphor mg	Magnesium mg	Eisen mg	Vit. A μg	Vit. B1 mg	Vit. B2 mg	Vit. B6 mg	Vit. C mg	geeignet bei Ü	D	G	HKK	O	V
350	250	20	0,3	220	0,05	0,35	0,1	0	0	0	0	0	+	0
300	200	20	0,3	380	0,05	0,35	0,1	0	−	−	0	−	+	0
250	200	13	0,2	440	0,04	0,35	1,2	0	−	−	0	−	+	0
280	250	16	0,3	370	0,04	0,4	0,12	0	−	−	0	−	+	0
800	500	20	0,4	150	0,04	0,5	0,2	0	+	+	+	0	+	0
350	300	20	0,3	250	0,05	0,45	0,15	0	0	0	0	−	+	0
460	400	27	0,4	100	0,05	0,6	0,2	0	+	+	+	0	+	0
400	300	30	0,4	250	0,05	0,35	0,06	0	0	0	0	−	+	0
400	300	30	0,4	300	0,05	0,35	0,06	0	−	−	0	−	+	0
430	400	25	0,4	250	0,05	0,5	0,2	0	0	0	0	0	+	0
510	340	34	10,0	320	0,28	1,5	0,36	0	−	−	0	0	+	0
180	270	15	0,3	10	0,03	0,35	0,03	0	+	+	+	0	+	0
700	1200	30	0,9	130	0,03	0,38	0,07	0	+	+	+	0	+	0
700	1200	30	0,9	150	0,03	0,38	0,07	0	+	+	+	0	+	0
600	800	30	0,9	260	0,03	0,38	0,07	0	0	0	0	0	+	0
600	800	30	0,9	320	0,03	0,38	0,07	0	−	−	0	−	+	0
600	800	41	1,0	260	0,08	0,36	0,1	0	0	0	0	−	+	0
600	800	30	0,9	260	0,03	0,38	0,07	0	0	0	0	0	+	0
600	1100	30	0,9	110	0,03	0,38	0,07	0	+	+	+	0	+	0
600	900	30	0,9	150	0,03	0,38	0,07	0	+	+	+	0	+	0
500	700	30	0,9	210	0,03	0,38	0,07	0	+	+	+	0	+	0
500	700	30	0,9	250	0,03	0,38	0,07	0	0	0	0	0	+	0
400	600	30	0,9	300	0,03	0,38	0,07	0	−	−	0	−	+	0
400	600	30	0,9	350	0,04	0,35	0,07	0	−	−	0	−	+	0
200	300	20	0,3	30	0,04	0,38	0,07	0	+	+	+	0	+	0
180	270	18	0,3	60	0,04	0,35	0,07	0	+	+	+	0	+	0

Zeichenerklärung: KH = Kohlenhydrate BS = Ballaststoffe Chol. = Cholesterin Ü = Übergewicht D = Diabetes Typ II
G = Gicht HKK = Herz-Kreislauf-Krankheiten O = Osteoporose V = Verstopfung
• = keine Angaben − = nicht geeignet + = geeignet 0 = neutral

Lebensmittel (100 g verzehrbarer Anteil)	kcal	kJ	Eiweiß g	Fett g	KH g	BS g	Chol. mg	Natrium mg	Kalium mg

EIER UND TROCKENEIPRODUKTE

Lebensmittel	kcal	kJ	Eiweiß g	Fett g	KH g	BS g	Chol. mg	Natrium mg	Kalium mg
Hühnerei, Vollei	159	665	12,9	11,7	0,6	0	604	127	144
Hühnerei, Gew. Kl. 1, 72 g	107	448	8,6	7,8	0,4	0	405	85	96
Hühnerei, Gew. Kl. 2, 68 g	100	418	8,1	7,4	0,4	0	381	80	91
Hühnerei, Gew. Kl. 3, 62 g	91	381	7,4	6,7	0,3	0	344	72	82
Hühnerei, Gew. Kl. 4, 58 g	83	347	6,7	6,1	0,3	0	314	66	75
Hühnerei, Gew. Kl. 5, 52 g	73	305	5,8	5,4	0,3	0	278	58	66
Hühnerei, Gew. Kl. 6, 48 g	67	280	5,4	4,9	0,25	0	254	53	60
Hühnerei–Eigelb, mittelgroß, ca. 19 g	68	285	3,1	6,1	0,1	0	314	10	26
Hühnerei–Eiklar, mittelgroß, ca. 33 g	16	67	3,6	0,1	0,2	0	0	56	49
Hühnerei, Vollei getrocknet	571	2389	46,2	41,9	2,2	0	2200	455	516
Hühnerei–Eigelb, getrocknet	681	2849	31,1	61,6	0,6	0	3100	97	267
Hühnerei–Eiklar, getrocknet	352	1473	79,4	1,5	5,1	0	0	1238	1077

** Bei dem angegebenen Gewicht der Hühnereier muß von einem Schalenanteil von 5 bis 6 Gramm pro Ei ausgegangen werden.
Ein Ei der Gewichtsklasse 4, das 58 Gramm wiegt, enthält demnach nur etwa 52 Gramm verzehrbaren Ei-Anteil. Auf das Gewicht ohne Schale beziehen sich die Nährstoffangaben.

FISCHE, FISCHERZEUGNISSE, MEERESFRÜCHTE UND WEICHTIERE

1. SÜSSWASSERFISCHE

Lebensmittel	kcal	kJ	Eiweiß g	Fett g	KH g	BS g	Chol. mg	Natrium mg	Kalium mg
Aal, Flußaal	281	1176	15,0	24,5	Spuren	0	164	65	217
Barsch, Flußbarsch	81	339	18,4	0,8	Spuren	0	72	47	330
Brasse (Brachse)	116	485	16,6	5,5	Spuren	0	•	23	310
Felchen (Renke)	100	418	17,8	3,2	Spuren	0	•	36	318
Forelle (Bachforelle)	102	427	19,5	2,7	Spuren	0	55	40	465
Hecht	82	343	18,4	0,9	Spuren	0	63	63	250
Karpfen	115	481	18,0	4,8	Spuren	0	75	46	306
Lachs	202	845	19,9	13,6	Spuren	0	44	51	371
Schleie	77	322	17,7	0,7	Spuren	0	•	80	245
Waller (Wels)	163	682	15,3	11,3	Spuren	0	•	•	•
Zander	83	347	19,2	0,7	Spuren	0	•	81	237

Calcium mg	Phosphor mg	Magnesium mg	Eisen mg	Vit. A µg	Vit. B1 mg	Vit. B2 mg	Vit. B6 mg	Vit. C mg	geeignet bei Ü	D	G	HKK	O	V
58	221	13	2,7	202	0,13	0,35	0,12	Spuren	0	0	0	-	0	0
39	148	8,7	1,8	135	0,09	0,23	0,08	Spuren	0	0	0	-	0	0
37	139	8,2	1,7	127	0,08	0,22	0,08	Spuren	0	0	0	-	0	0
33	128	7	1,5	115	0,07	0,2	0,7	Spuren	0	0	0	-	0	0
30	115	7	1,4	105	0,07	0,18	0,06	Spuren	0	0	0	-	0	0
27	102	6	1,2	93	0,06	0,16	0,06	Spuren	0	0	0	-	0	0
24	93	5	1,1	85	0,05	0,15	0,05	Spuren	0	0	0	-	0	0
27	108	3	1,4	105	0,06	0,08	0,06	0	0	0	0	-	0	0
4	7	4	0,1	Spuren	0,01	0,11	Spuren	Spuren	Sp.	0	0	0	0	0
208	792	47	9,7	800	0,44	1,38	0,08	0	0	0	-	0	0	
272	1099	31	13,9	1100	0,5	0,66	0,58	0	0	0	-	0	0	
80	153	80	1,5	0	0,04	2,1	0,02	0	0	0	0	0	0	
17	223	21	0,6	980	0,18	0,32	0,28	2	-	-	-	-	0	0
20	198	20	1,0	7	0,08	0,12	•	•	+	+	0	0	0	
89	•	•	•	•	•	•	•	1	0	0	0	0	0	0
60	290	30	0,5	21	•	•	•	•	+	+	0	+	0	0
18	242	27	0,7	45	0,08	0,08	•	•	+	+	0	+	0	0
20	192	25	0,6	15	0,09	0,06	0,15	•	+	+	0	+	0	0
52	216	30	1,1	44	0,07	0,05	0,15	1	+	+	0	+	0	0
20	266	29	1,0	41	0,18	0,16	0,98	1	0	0	0	+	0	0
31	156	18	0,8	1	0,08	0,18	•	1	+	+	0	+	0	0
•	•	•	•	•	•	•	•	•	0	0	0	0	0	0
27	194	18	1,4	•	0,16	0,25	•	1	+	+	0	+	0	0

Zeichenerklärung: KH = Kohlenhydrate   BS = Ballaststoffe   Chol. = Cholesterin   Ü = Übergewicht   D = Diabetes Typ II
G = Gicht   HKK = Herz-Kreislauf-Krankheiten   O = Osteoporose   V = Verstopfung
• = keine Angaben   - = nicht geeignet   + = geeignet   O = neutral   Sp = Spuren

Lebensmittel (100 g verzehrbarer Anteil)	kcal	kJ	Eiweiß g	Fett g	KH g	BS g	Chol. mg	Natrium mg	Kalium mg
2. SEEFISCHE									
Flunder	72	301	16,5	0,7	Spuren	0	50	92	332
Heilbutt	101	423	20,1	2,3	Spuren	0	41	67	446
Hering	236	987	8,2	17,8	Spuren	0	77	117	360
Heringsfilet	207	866	18,0	15,0	Spuren	0	60	120	315
Hering, Ostsee–	155	649	18,1	9,2	Spuren	0	44	74	370
Kabeljau (Dorsch)	73	305	17,4	0,4	Spuren	0	50	72	350
Kabeljaufilet	68	285	17,0	Spuren	Spuren	0	30	85	350
Katfisch (Steinbeißer)	88	368	15,8	2,8	Spuren	0	•	105	282
Lengfisch	81	339	19,0	0,6	Spuren	0	•	105	330
Makrele	180	753	18,8	11,,6	Spuren	0	70	95	396
Meeräsche	120	502	20,4	4,3	Spuren	0	•	70	405
Rotbarsch (Goldbarsch)	105	439	18,2	3,6	Spuren	0	38	80	308
Rotzunge	72	301	15,5	1,1	Spuren	0	•	•	•
Sardelle	101	423	20,1	2,3	Spuren	0	•	•	•
Sardine	124	519	19,4	5,2	Spuren	0	•	100	•
Schellfisch	77	322	17,9	0,6	Spuren	0	60	116	301
Scholle	86	360	17,1	1,9	Spuren	0	63	104	311
Schwertfisch	117	490	19,4	4,4	Spuren	0	•	•	•
Seehecht	01	381	17,2	2,5	Spuren	0	•	101	294
Seelachs (Köhler)	80	335	18,3	0,8	Spuren	0	33	01	374
Seezunge	83	347	17,5	1,4	Spuren	0	60	100	309
Sprotte	216	904	16,7	16,6	Spuren	0	•	•	•
Steinbutt	82	343	16,7	1,7	Spuren	0	•	•	•
Thunfisch	226	946	21,5	15,5	Spuren	0	•	43	•
Walfleisch	123	515	23,2	3,4	Spuren	0	•	100	300
3. FISCHERZEUGNISSE**									
Aal, geräuchert	329	1377	17,9	28,6	Spuren	0	190	500	243
Bismarckhering	210	879	16,5	16,0	Spuren	0	60	1030	98
Brathering	204	854	16,8	15,2	Spuren	0	87	569	182
Bückling	224	937	21,2	15,5	Spuren	0	90	689	320
Flunder, geräuchert	110	461	23,3	1,9	Spuren	0	•	481	410
Forelle, geräuchert	130	544	24,8	3,4	Spuren	0	60	•	•
Hering in Gelee	164	686	12,7	12,6	Spuren	0	36	594	159
Heringsfilet in Tomatensauce	204	855	14,8	15,0	2,4	0	42	526	352
Heringsmilch	109	456	20,9	2,8	•	•	•	•	•
Heringsrogen	132	552	26,0	3,1	•	•	•	•	•

Calcium mg	Phosphor mg	Magnesium mg	Eisen mg	Vit. A µg	Vit. B1 mg	Vit. B2 mg	Vit. B6 mg	Vit. C mg	geeignet bei Ü	D	G	HKK	O	V
27	200	24	0,5	10	0,22	0,21	0,25	•	+	+	0	+	0	0
14	202	28	0,6	32	0,08	0,07	5,9	•	+	+	0	+	0	0
34	250	31	1,1	38	0,04	0,22	0,45	Spuren	0	0	-	+	0	0
35	250	•	1,1	40	0,05	0,25	•	Spuren	0	0	-	+	0	0
60	240	•	1,2	20	0,06	0,24	•	•	+	+	-	+	0	0
24	190	25	0,4	10	0,06	0,05	0,2	2	+	+	+	+	0	0
11	190	19	0,5	0,07	•	0,05	0,05	•	2	+	+	+	+	0
20	179	27	1,0	18	0,2	0,06	•	•	+	+	+	+	0	0
15	215	60	0,7	•	•	0,08	•	•	+	+	+	+	0	0
12	238	28	1,0	100	0,14	0,35	0,63	Spuren	0	0	0	-	0	0
55	215	30	1,5	45	0,06	0,15	•	•	+	+	0	0	0	0
22	201	29	0,7	12	0,11	0,08	•	•	+	+	+	+	0	0
•	•	•	•	•	•	•	•	•	+	+	+	+	0	0
•	•	•	•	•	•	•	•	•	+	+	0	+	0	0
85	260	25	2,4	20	0,02	0,25	0,96	•	0	0	-	0	0	0
18	176	24	0,6	17	0,05	0,17	•	•	+	+	0	+	0	0
61	198	22	0,9	3	0,21	0,22	0,22	2	+	+	0	+	0	0
•	•	•	•	•	•	•	•	•	+	+	0	0	0	0
41	142	•	•	•	0,1	0,2	•	•	+	+	0	0	0	0
14	300	•	1,0	10	0,09	0,35	•	•	+	+	+	+	0	0
29	195	49	0,8	Spuren	0,06	0,1	•	0	+	+	0	+	0	0
•	•	•	•	•	•	•	•	•	-	-	-	-	0	0
•	•	•	•	•	•	•	•	•	+	+	+	+	0	0
40	200	•	1,0	450	0,16	0,16	0,46	•	-	-	-	0	0	0
12	155	•	4,2	25	0,04	0,23	•	•	0	0	-	0	0	0
19	250	18	0,7	940	0,19	0,37	0,16	•	-	-	-	-	0	0
38	149	12	•	36	0,05	0,21	0,15	0	-	-	-	0	0	0
36	240	•	•	1,120	0,01	0,13	•	0	0	-	-	0	0	0
35	256	32	1,1	28	0,04	0,25	0,5	0	0	0	-	-	0	0
22	•	•	•	•	•	•	•	•	+	+	0	0	0	0
•	•	•	•	•	•	•	•	•	+	+	0	-	0	0
•	•	•	•	•	•	•	•	•	+	+	+	+	0	0
49	190	61	1,9	240	0,06	0,18	•	1	0	0	0	0	0	0
•	•	•	•	•	•	•	•	•	0	0	0	0	0	0
•	•	•	•	•	•	•	•	•	0	0	-	-	0	0

Zeichenerklärung: KH = Kohlenhydrate BS = Ballaststoffe Chol. = Cholesterin Ü = Übergewicht D = Diabetes Typ II
G = Gicht HKK = Herz-Kreislauf-Krankheiten O = Osteoporose V = Verstopfung
• = keine Angaben - = nicht geeignet + = geeignet 0 = neutral

Lebensmittel (100 g verzehrbarer Anteil)	kcal	kJ	Eiweiß g	Fett g	KH g	BS g	Chol. mg	Natrium mg	Kalium mg
Katfisch, geräuchert	124	519	23,0	3,6	Spuren	0	•	701	409
Kaviar, Echter russischer	244	1021	26,1	15,5	Spuren	0	300	1940	164151
Kaviarersatz	115	481	14,0	6,5	Spuren	0	•	2120	101
Krabben (Shrimps) in Dosen	92	385	17,4	2,5	Spuren	0	100	1000	110
Krebsfleisch in Dosen	87	364	18,0	1,7	Spuren	0	•	356	296
Lachs, geräuchert	315	1318	28,5	19,4	Spuren	0	42	64	475
Lachs in Öl (Glas)	271	1134	16,4	22,8	Spuren	0	•	4070	282
Lachsersatz (Seelachs) in Öl	150	628	19,5	8,0	Spuren	0	•	2900	55
Makrele, geräuchert	222	929	20,7	15,5	Spuren	0	83	261	275
Matjeshering	267	1117	16,0	22,6	Spuren	0	60	2500	235
Ölsardine (Dose)	222	929	24,1	13,9	Spuren	0	140	366	388
Rotbarsch, geräuchert	145	607	23,8	5,5	Spuren	0	•	550	367
Salzhering	218	912	19,8	15,4	Spuren	0	•	5930	240
Schellfisch, geräuchert	93	389	22,1	0,5	Spuren	0	•	557	300
Schillerlocken	302	1264	21,3	24,1	Spuren	0	•	704	219
Seelachs, geräuchert	98	410	26,1	7,0	Spuren	0	44	648	398
Stockfisch (Kabeljau, getrocknet)	339	1418	79,2	2,5	Spuren	0	•	500	1500
Thunfisch in Öl	283	1184	23,8	20,9	Spuren	0	32	361	343

4. MEERESFRÜCHTE, KRUSTEN- UND WEICHTIERE

Lebensmittel	kcal	kJ	Eiweiß g	Fett g	KH g	BS g	Chol. mg	Natrium mg	Kalium mg
Austern	00	276	9,0	1,2	4,8	0	260	289	184
Garnele (Speisekrabbe)	87	364	18,6	1,4	Spuren	0	138	140	266
Hummer	81	339	15,9	1,9	Spuren	0	135	270	220
Krebs (Flußkrebs)	65	272	15,0	0,5	Spuren	0	158	253	254
Languste	84	351	17,2	1,1	1,3	0	140	182	500
Miesmuschel	51	213	9,8	1,3	Spuren	0	150	290	277
Pilgermuschel	63	264	15,6	0,1	Spuren	0	190	•	•
Schildkröte ***	77	322	17,5	0,8	Spuren	0	•	•	•
Steckmuschel	54	226	10,5	1,3	Spuren	0	113	121	800
Tintenfisch	68	285	15,3	0,8	Spuren	0	170	•	273
Weinbergschnecke	73	305	16,0	1,0	•	0	•	•	•

* keine Angaben
** Die Angaben für Räucherfisch beziehen sich auf den verzehrbaren Anteil ohne Haut.
Durch das Räuchern nimmt der Wassergehalt des Fisches um etwa 10 Prozent ab, die Nährstoffe und die Kalorien konzentrieren sich, so daß man von 20 % mehr Energie, Eiweiß und Fett ausgehen kann (Faustregel!).
Bei den in Öl eingelegten Fischteilen liegt das Gesamtprodukt (Fisch und Ölanteil) zugrunde.
*** Aus Gründen des Artenschutzes sollte man auf den Verzehr von Schildkröten und Produkten daraus verzichten.

Calcium mg	Phosphor mg	Magnesium mg	Eisen mg	Vit. A µg	Vit. B1 mg	Vit. B2 mg	Vit. B6 mg	Vit. C mg	geeignet bei					
									Ü	D	G	HKK	O	V
•	•	•	•	•	•	•	•	•	+	+	0	0	0	0
300	•	1,4	560	0	•	•	•	0	0	0	–	0	0	
51	•	•	•	•	•	•	•	•	0	0	0	–	0	0
45	182	48	0,8	18	0,08	0,08	0,35	Spuren	+	+	0	0	0	0
45	180	•	0,8	•	0,14	0,05	•	•	+	+	0	0	0	0
23	308	38	1,0	89	0,2	1,8	•	•	0	0	0	0	0	0
•	•	•	•	•	•	•	•	•	0	0	0	–	0	0
31	240	•	•	•	•	•	•	•	0	0	0	0	0	0
5	240	33	1,2	60	0,14	0,35	0,5	0	0	0	–	0	0	0
43	200	35	1,3	•	•	•	•	•	–	–	–	–	0	0
330	434	•	2,7	49	0,04	0,3	0,22	0	–	–	–	–	0	0
25	230	•	4,7	•	•	•	•	•	+	+	0	0	0	0
112	341	39	2,0	48	0,04	0,29	0,22	0	–	–	–	–	0	0
20	262	25	1,0	Spuren	0,05	0,1	•	Spuren	+	+	0	0	0	0
18	230	28	1,1	•	•	•	•	•	–	–	–	–	0	0
20	160	•	0,9	9	0,03	0,2	•	•	+	+	–	0	0	0
60	450	•	4,3	23	0,09	0,11	0,2	0	0	0	0	0	0	0
7	294	28	1,2	370	0,05	0,06	0,25	0	–	–	–	0	0	0
82	157	40	5,8	93	0,16	0,2	0,22	Spuren	+	+	–	–	0	0
92	224	67	1,8	2	0,05	0,03	0,13	2	+	+	–	–	0	0
61	234	22	1,0	0	0,13	0,09	1,18	5	+	+	–	–	0	0
43	224	•	2,0	•	0,15	0,1	•	•	+	+	0	–	0	0
68	215	•	1,3	25	0,01	0,08	•	2	+	+	0	0	0	0
27	250	36	5,8	54	0,1G	0,22	0,08	3	+	+	–	–	0	0
•	•	•	•	•	•	•	•	•	+	+	–	–	0	0
•	•	•	•	•	•	•	•	•	0	0	0	0	0	0
12	310	63	0,6	33	0,1	0,19	0,08	•	+	+	–	–	0	0
29	143	•	0,8	•	0,07	0,05	•	•	+	+	–	–	0	0
•	•	•	•	•	•	•	•	•	0	0	0	0	0	0

Zeichenerklärung: KH = Kohlenhydrate   BS = Ballaststoffe   Chol. = Cholesterin   Ü = Übergewicht   D = Diabetes Typ II
G = Gicht   HKK = Herz-Kreislauf-Krankheiten   O = Osteoporose   V = Verstopfung
• = keine Angaben   – = nicht geeignet   + = geeignet   0 = neutral

Lebensmittel (100 g verzehrbarer Anteil)	kcal	kJ	Eiweiß g	Fett g	KH g	BS g	Chol. mg	Natrium mg	Kalium mg

FLEISCH, FLEISCHERZEUGNISSE UND WURST

1. FLEISCH

Schweinefleisch

Lebensmittel	kcal	kJ	Eiweiß g	Fett g	KH g	BS g	Chol. mg	Natrium mg	Kalium mg
Backe	539	2255	9,9	55,5	Spuren	0	34,1	•	•
Bauch, durchwachsener Speck, frisch	324	1356	14,0	29,0	Spuren	0	80	59	157
Bug (Schulter)	271	1134	17,0	22,5	Spuren	0	70	74	291
Eisbein (Hinterhaxe)	186	778	19,0	12,2	Spuren	0	70	59	247
Filet (Lende)	106	444	21,5	2,0	Spuren	0	70	74	348
Hack	271	1134	17,0	22,5	Spuren	0	70	74	291
Kasseler (gepök. Nacken)	237	992	20,9	17,0	Spuren	0	70	958	324
Kamm	197	824	16,7	13,8	Spuren	0	70	76	252
Keule (Schlegel, Hinterschinken)	274	1146	16,9	22,9	Spuren	0	85	72	292
Kopf	324	1356	15,6	29,1	Spuren	0	•	77	190
Kotelett	150	628	20,3	7,6	Spuren	0	60	62	326
Mett	318	1331	17,5	27,5	Spuren	0	70	•	•
Muskelfleisch ohne Fett	105	439	22,0	1,9	Spuren	0	70	60	387
Rückenspeck, frisch	759	3176	4,1	82,5	Spuren	0	100	21	14
Schnitzel (Oberschale)	106	444	22,2	1,9	Spuren	0	70	72	292
Speck (Flomen)	854	3573	1,2	94,4	Spuren	0	•	28	17
Herz	87	364	15,9	2,1	1,6	0	164	80	257
Leber	133	556	20,4	4,5	0,5	0	350	77	350
Niere	96	402	16,0	3,2	0,8	0	385	173	242
Zunge	207	866	13,7	15,7	0,5	0	•	93	234

Rindfleisch

Lebensmittel	kcal	kJ	Eiweiß g	Fett g	KH g	BS g	Chol. mg	Natrium mg	Kalium mg
Corned beef (deutsch)	141	590	21,7	6,0	0	0	70	833	131
Filet	121	506	21,2	4,0	Spuren	0	70	51	340
Hackfleisch (Rinderhack)	216	904	22,5	14,0	Spuren	0	•	•	199
Hochrippe (dicke Rippe, Rostbraten)	161	674	20,2	8,9	Spuren	0	•	95	348
Kamm (Hals)	150	628	19,3	8,1	Spuren	0	•	76	362
Keule (Schlegel, i. D)	148	619	21,0	7,1	Spuren	0	120	80	357
Lende (Roastbeef)	130	544	22,4	4,5	Spuren	0	70	74	335
Luncheon meat (Frühstücksfleisch)	294	1230	14,7	25,4	1,6	0	85	1060	212
Muskelfleisch, ohne Fett	105	439	21,3	1,7	1,1	0	58	57	385
Ochsenschwanz	184	770	20,1	11,5	Spuren	0	•	107	206
Rindfleisch in Dosen (i. D.)	196	820	18,5	13,6	Spuren	0	70	600	•

i.D.) im Durchschnitt

Calcium mg	Phosphor mg	Magnesium mg	Eisen mg	Vit. A µg	Vit. B1 mg	Vit. B2 mg	Vit. B6 mg	Vit. C mg	geeignet bei Ü	D	G	HKK	O	V
•	•	•	•	•	•	•	•	•	−	−	0	−	0	0
1	55	•	•		•	•	•	•	−	−	0	−	0	0
9	149	•	1,8	9	0,89	•	•	0	0	0	0	0	0	
11	90	18	1,5	•	0,32	0,19	•	•	0	0	0	0	0	0
2	173	22	3,0	•	1,1	0,31	•	•	+	+	−	0	0	0
9	149	•	1,8	9	0,89	0,22	•	•	0	0	0	0	0	0
6	160	•	2,5	•	Spuren	•	•	•	0	0	0	−	−	0
5	139	17	2,2	•	0,92	0,18	•	2	0	0	0	−	0	0
9	172	21	1,7	0	0,8	0,19	0,39	•	−	−	0	−	0	0
3	196	•	•	•	•	•	•	•	−	−	−	−	0	0
11	150	24	1,8	9	0,8	0,19	0,5	0	0	0	0	0	0	0
•	•	•	•	•	•	•	•	•	−	−	0	−	0	0
3	204	27	1,0	6	0,9	0,23	0,5	2	+	+	0	+	0	0
2	13	•	0,3	0	0,1	0,02	•	•	−	−	0	−	0	0
9	172	21	1,7	•	0,8	0,19	0,39	•	+	+	0	+	0	0
2	12	•	•	•	•	•	•	•	−	−	0	−	0	0
20	176	20	4,3	9	0,46	1,06	0,43	5	+	+	−	0	0	0
10	362	21	22,1	39100	0,31	3,17	0,59	23	+	+	−	−	0	0
11	260	16	10,0	39	0,34	1,8	0,55	16	+	+	−	−	0	0
9	187	•	3,3	•	0,49	0,5	0,35	4	−	−	−	−	0	0
33	128	•	•	0	0,03	0,01	•	0	0	0	0	−	0	0
3	164	22	2,3	•	0,1	0,13	0,5	•	+	+	−	0	0	0
18	190	33	2,4	0	0,09	0,15	•	•	0	0	−	−	0	0
12	149	18	2,1	15	0,08	0,15	•	•	+	+	0	0	0	0
13	200	•	3,2	3	0,09	0,19	•	•	+	+	0	0	0	0
13	195	20	2,6	10	0,09	0,17	•	•	+	+	0	−	0	0
12	157	23	2,5	15	0,09	0,16	•	•	+	+	−	0	0	0
12	220	59	2,2	0	0,05	0,19	•	1	−	−	0	−	0	0
4	194	21	1,9	20	0,23	0,26	0,4	Spuren	+	+	−	+	0	0
13	•	•	•	•	•	•	•	•	+	+	0	−	0	0
•	•	•	•	21	0,02	0,15	•	0	0	0	0	−	0	0

Zeichenerklärung: KH = Kohlenhydrate BS = Ballaststoffe Chol. = Cholesterin Ü = Übergewicht D = Diabetes Typ II
G = Gicht HKK = Herz-Kreislauf-Krankheiten O = Osteoporose V = Verstopfung
• = keine Angaben − = nicht geeignet + = geeignet 0 = neutral

Lebensmittel (100 g verzehrbarer Anteil)	kcal	kJ	Eiweiß g	Fett g	KH g	BS g	Chol. mg	Natrium mg	Kalium mg
Roulade (Keule, mager)	116	485	21,6	3,2	Spuren	0	•	•	•
Schabefleisch (Tatar)	112	469	21,2	3,0	Spuren	0	70	•	•
Schulter (Blatt,Bug)	153	640	18,4	8,8	Spuren	0	•	76	362
Suppenfleisch (Brust)	244	1021	22,0	17,0	Spuren	0	88	•	•
Tafelspitz (Keule)	184	770	18,4	12,0	Spuren	0	•	•	•
Herz	124	519	16,8	6,0	0,6	0	150	108	286
Hirn	130	544	10,4	9,6	0,4	0	2000	167	281
Leber	121	506	20,3	2,1	5,3	0	260	116	292
Lunge	99	414	18,1	2,9	Spuren	0	235	198	228
Niere	116	485	16,6	5,1	0,9	0	350	235	245
Zunge	209	874	16,0	15,9	0,4	0	108	100	255
Kalbfleisch									
Braten i. D.	112	469	21,1	3,1	Spuren	0	70	93	369
Brust	131	548	18,6	6,3	Spuren	0	•	105	329
Filet	95	397	20,6	1,4	Spuren	0	70	95	348
Haxe	98	410	20,9	1,6	Spuren	0	90	115	300
Keule (Schlegel)	97	406	20,7	1,6	Spuren	0	90	86	343
Kotelett	112	469	21,1	3,1	Spuren	0	70	93	369
Muskelfleisch, ohne Fett	95	397	21,9	0,8	Spuren	0	70	94	388
Schnitzel	99	414	20,7	1,8	Spuren	0	•	83	355
Bries	99	414	17,2	3,4	0	0	250	87	386
Herz	114	477	15,9	5,1	1,0	0	140	104	265
Hirn	111	464	10,1	7,6	0,5	0	2000	158	280
Leber	130	544	19,2	4,1	4,0	0	360	87	316
Lunge	90	377	17,5	2,2	Spuren	0	370	154	303
Niere	128	536	16,7	6,4	0,8	0	380	200	290
Zunge	128	536	17,1	6,2	0,9	0	140	84	200
Lamm– und Hammelfleisch									
Brust	381	1594	12,0	37,0	Spuren	0	•	93	294
Filet	112	467	20,4	3,4	Spuren	0	70	94	289
Keule (Schlegel)	234	979	18,0	18,0	Spuren	0	70	78	380
Kotelett	348	1456	14,9	32,0	Spuren	0	70	90	345
Lende	194	812	18,7	13,2	Spuren	0	65	75	295
Muskelfleisch, ohne Fett	112	467	20,4	3,4	Spuren	0	70	94	289
Schnitzel	131	548	19,1	6,1	Spuren	0	•	80	417
Herz	158	661	16,8	10,0	0,2	0	140	118	248
Hirn	128	536	10,9	9,1	0,6	0	2200	•	•

Calcium mg	Phosphor mg	Magnesium mg	Eisen mg	Vit. A µg	Vit. B1 mg	Vit. B2 mg	Vit. B6 mg	Vit. C mg	geeignet bei					
									Ü	D	G	HKK	O	V
•	•	•	•	•	•	•	•	•	+	+	−	0	0	0
•	•	•	•	•	•	•	•	•	+	+	−	0	0	0
13	200	•	3,2	3	0,09	0,19	•	•	+	+	0	0	0	0
•	•	•	•	•	•	•	•	•	−	−	−	−	0	0
•	•	•	•	•	•	•	•	•	0	0	0	−	0	0
9	195	25	5,1	6	0,53	0,88	0,28	6	0	0	−	−	0	0
10	366	12	2,5	0	0,13	0,24	0,16	17	0	0	−	−	0	0
7	352	17	6,5	15300	0,3	2,9	0,71	31	0	0	−	−	0	0
13	224	•	7,5	55	0,09	0,34	0,07	39	0	0	−	−	0	0
11	248	20	9,5	330	0,3	2,26	0,39	11	0	0	−	−	0	0
10	229	10	3,0	0	0,14	0,29	0,13	0	0	0	−	−	0	0
13	195	16	2,1	Spuren	0,14	0,26	0,4	Spuren	+	+	0	0	0	0
11	237	•	3,0	Spuren	0,14	0,24	•	1	0	0	0	−	0	0
12	200	•	•	Spuren	0,15	0,3	Spuren	1	+	+	0	0	0	0
12	200	•	3,0	•	0,15	0,23	•	•	+	+	0	0	0	0
13	198	16	2,3	Spuren	0,15	0,27	0,4	Spuren	+	+	0	0	0	0
13	195	16	2,1	Spuren	0,14	0,26	0,4	Spuren	0	0	0	0	0	0
13	198	16	2,1	Spuren	0,14	0,27	0,4	•	+	+	0	0	0	0
15	206	•	3,0	Spuren	0,18	0,3	•	1	+	+	0	0	0	0
1	120	22	2,0	0	0,08	0,17	•	56	+	+	−	−	0	0
16	180	25	3,7	6	0,6	1,1	0,29	5	0	0	−	−	0	0
12	350	15	2,5	0	0,16	0,26	0,16	23	0	0	−	−	0	0
9	306	19	7,9	21900	0,28	2,61	0,9	35	0	0	−	−	0	0
5	•	•	5,0	•	0,11	0,36	0,07	39	0	0	−	−	0	0
10	260	18	11,5	210	0,37	2,5	0,5	13	0	0	−	−	0	0
9	190	10	3,0	0	0,15	0,29	0,13	•	0	0	−	−	0	0
9	155	•	2,3	0	0,14	0,19	•	0	0	0	0	0	0	0
12	162	19	1,8	0	0,18	0,25	•	0	+	+	−	0	0	0
10	213	23	2,7	0	0,16	0,22	0,29	0	0	0	0	0	0	0
9	138	14	2,2	0	0,13	0,18	0,33	0	−	−	0	−	0	0
9	140	•	2,0	0	0,16	0,23	•	0	+	+	−	0	0	0
12	185	19	1,8	0	0,18	0,25	•	0	+	+	−	0	0	0
•	•	•	2,0	•	•	•	•	0	+	+	−	0	0	0
4	160	16	6,1	•	0,31	0,86	•	0	+	+	−	−	0	0
5	305	15	3,8	•	0,24	0,25	•	15	+	+	−	−	0	0

Zeichenerklärung: KH = Kohlenhydrate BS = Ballaststoffe Chol. = Cholesterin Ü = Übergewicht D = Diabetes Typ II
G = Gicht HKK = Herz-Kreislauf-Krankheiten O = Osteoporose V = Verstopfung
• = keine Angaben − = nicht geeignet + = geeignet 0 = neutral

Lebensmittel (100 g verzehrbarer Anteil)	kcal	kJ	Eiweiß g	Fett g	KH g	BS g	Chol. mg	Natrium mg	Kalium mg
Leber	133	556	21,2	4,0	3,0	0	300	95	282
Lunge	95	397	18,4	2,3	0,2	0	215	205	292
Zunge	194	812	13,5	14,8	1,7	0	•	105	277
Geflügel									
Ente i. D.	227	950	18,1	17,2	Spuren	0	70	140	292
Gans i. D.	342	1431	15,7	31,0	Spuren	0	75	86	420
Huhn, Brathähnchen	166	695	19,9	9,6	Spuren	0	99	83	359
Hähnchenbrust mit Haut	145	607	22,2	6,2	Spuren	0	66	66	264
Hähnchenkeule mit Haut	174	728	18,2	11,2	Spuren	0	85	95	250
Huhn, Suppenhuhn	257	1075	18,5	20,3	Spuren	0	75	•	190
Hühnerherz	124	519	17,3	5,3	1,8	0	170	111	262
Hühnerleber	136	569	22,1	4,7	1,2	0	492	68	218
Maiskorn–Hähnchen (F)	151	632	22,0	7,0	Spuren	0	•	•	•
Puter (Truthahn), ausgewachsen, i. D.	212	887	19,2	15,0	Spuren	0	74	63	300
Putenbrust ohne Haut	105	439	24,1	1,0	Spuren	0	60	46	333
Putenkeule ohne Haut	114	477	20,5	3,6	Spuren	0	75	86	289
Puter (Truthahn), jung, i. D.	179	749	22,4	6,8	Spuren	0	75	66	315
Putenherz (F)	118	494	16,0	6,0	Spuren	0	•	•	•
Putenleber (F)	111	464	21,0	3,0	Spuren	0	•	•	•
Stubenküken (F)	116	485	20,0	4,0	Spuren	0	•	•	•
Wild und Wildgeflügel									
Fasan	169	707	22,0	9,0	Spuren	0	•	•	•
Flugente (F)	227	950	18,0	17,0	Spuren	0	•	•	•
Hase	113	473	21,6	3,0	Spuren	0	65	50	400
Hirsch	112	469	20,6	3,3	Spuren	0	110	61	330
Kaninchen i. D.	152	636	20,8	7,6	Spuren	0	70	47	382
Kaninchenkeule (F)	115	481	22,0	3,0	Spuren	0	•	•	•
Perlhuhn	145	607	20,0	7,0	Spuren	0	•	•	•
Reh, Keule (Schlegel)	97	406	21,4	1,3	Spuren	0	110	60	309
Reh, Rücken	122	510	22,4	3,6	Spuren	0	110	84	342
Taube	226	945	16,0	18,0	Spuren	0	•	•	•
Wildschwein, Keule	109	456	20,0	3,0	Spuren	0	65	•	•
Sonstige Fleischarten									
Pferd i. D.	107	448	20,6	2,7	Spuren	0	60	44	332
Ziege i. D.	149	623	19,5	7,9	Spuren	0	•	•	•

i.D.) im Durchschnitt

Calcium mg	Phosphor mg	Magnesium mg	Eisen mg	Vit. A μg	Vit. B1 mg	Vit. B2 mg	Vit. B6 mg	Vit. C mg	Ü	D	G	HKK	O	V
4	364	14	12,4	9500	0,36	3,33	0,37	31	+	+	-	-	0	0
17	66	•	6,4	27	0,11	0,47	•	31	+	+	-	-	0	0
19	119	•	3,1	Spuren	0,08	0,28	•	7	0	0	-	-	0	0
11	187	•	2,1	•	0,3	0,2	•	7	-	-	-	-	0	0
12	184	•	1,9	65	0,12	0,26	0,58	•	-	-	-	-	0	0
12	200	37	1,8	10	0,08	0,16	0,5	3	+	+	-	-	0	0
14	212	•	1,1	•	0,07	0,09	0,53	0	+	+	-	0	0	0
15	188	•	1,8	•	0,1	0,24	0,25	0	0	0	-	-	0	0
11	178	•	1,4	260	0,06	0,17	•	•	-	-	-	-	0	0
22	164	•	1,7	9	0,43	1,24	•	6	+	+	-	-	0	0
18	240	13	7,4	12800	0,32	2,49	0,8	28	+	+	-	-	0	0
•	•	•	•	•	•	•	•	•	0	0	-	0	0	0
25	226	27	1,4	13	0,1	0,18	•	•	0	0	0	0	0	0
•	•	20	1,0	•	0,05	0,08	0,46	•	+	+	-	0	0	0
•	•	17	2,0	•	0,09	0,18	•	•	+	+	-	0	0	0
26	238	28	1,5	Spuren	0,08	0,14	•	•	0	0	-	0	0	0
•	•	•	•	•	•	•	•	•	0	0	-	-	0	0
•	•	•	•	•	•	•	•	•	0	0	-	-	0	0
•	•	•	•	•	•	•	•	•	+	+	-	-	0	0
•	•	•	•	•	•	•	•	•	0	0	-	0	0	0
•	•	•	•	•	•	•	•	•	-	-	-	-	0	0
9	220	28	2,4	0	0,09	0,06	•	•	+	+	-	0	0	0
7	q249	29	•	•	•	0,25	•	•	+	I	-	-	0	0
14	224	29	3,5	Spuren	0,11	0,07	0,3	3	+	+	-	0	0	0
•	•	•	•	•	•	•	•	•	+	+	-	0	0	0
•	•	•	•	•	•	•	•	•	0	0	-	0	0	0
5	220	•	3,0	0	•	0,25	•	0	+	+	-	-	0	0
25	220	•	3,0	•	•	0,25	•	•	0	0	-	-	0	0
•	•	•	•	•	•	•	•	•	-	-	-	-	0	0
•	•	•	•	•	•	•	•	•	+	+	-	0	0	0
13	185	23	4,7	21	0,11	0,15	0,5	1	+	+	-	0	0	0
10	•	•	2,0	36	0,15	0,28	0,3	0	0	0	-	0	0	0

Zeichenerklärung: KH = Kohlenhydrate   BS = Ballaststoffe   Chol. = Cholesterin   Ü = Übergewicht   D = Diabetes Typ II
G = Gicht   HKK = Herz-Kreislauf-Krankheiten   O = Osteoporose   V = Verstopfung
• = keine Angaben   - = nicht geeignet   + = geeignet   0 = neutral

Lebensmittel (100 g verzehrbarer Anteil)	kcal	kJ	Eiweiß g	Fett g	KH g	BS g	Chol. mg	Natrium mg	Kalium mg
2. FLEISCHERZEUGNISSE UND WURSTWAREN									
Fleischbrühen und Fleischextrakte									
Bouillon, Rinds–, Instant, Trockenprodukt	150	628	20,0	10,0	Spuren	•	•	•	•
Bouillon, Rinds–, Instant, verzehrfertig	3	14	0,4	0,2	Spuren	•	•	•	•
Fette Brühe, Instant, Trockenprodukt	351	1469	22,0	26,5	6,0	0	•	•	375
Fleischextrakt, konzentriert	247	1033	56,6	0,9	3,0	0	•	1760	7200
Fleischbrühe, Instant, verzehrfertig	14	59	0,8	0,8	0,8	0	•	•	•
Fleischbrühe, Instant, Trockenprodukt	700	2929	40,0	40,0	40,0	0	•	•	•
Fleischsuppe, Klare, verzehrfertig	6	25	0,4	0,4	0,3	Spuren	•	•	•
Gekörnte Brühe, Instant, verzehrfertig	4	17	0,5	0,2	0,1	Spuren	•	•	•
Gekörnte Brühe, Instant, Trockenprodukt	193	808	24,0	8,5	5,0	0	•	•	•
Hühnersuppe, Instant, verzehrfertig	6	25	0,3	0,2	0,6	0	•	•	•
Hühnersuppe, Instant, Trockenprodukt	293	1226	13,8	12,2	32,1	•	•	•	•
Klare Brühe, Instant, verzehrfertig	5	21	0,5	0,2	0,2	0	•	•	•
Klare Brühe, Instant, Trockenprodukt	242	1013	23,5	12,0	10,0	0	•	•	•
Wurst– und Fleischwaren									
Bierschinken	169	707	16,6	11,4	Spuren	0	85	753	261
Bierschinken, Truthahn– (W)	200	837	10,0	16,0	4	0	•	•	•
Bockwurst	277	1159	12,3	25,3	Spuren	0	100	700	•
Blutwurst	301	1259	10,0	29,0	Spuren	0	05	680	38
Bratwurst, Kalbs–	266	1113	10,3	25,0	Spuren	0	100	•	•
Bratwurst, Schweins–	298	1247	9,8	28,8	Spuren	0	100	520	140
Brühwurst–Aufschnitt, fettreduziert (D)	190	795	15,0	14,0	1,0	0	•	•	•
Bündner Fleisch	128	536	17,0	6,0	Spuren	0	60	•	•
Cervelatwurst	394	1649	20,3	34,8	Spuren	0	85	1260	300
Cervelatwurst, fettreduziert (D)	300	1255	20,0	24,0	1,0	0	•	•	•
Cervelatwurst, leicht (V)	275	1151	20,0	21,0	Spuren	0	•	•	•
Corned beef, amerikanisch	209	875	25,0	12,0	Spuren	0	70	•	•
Currywurst	300	1255	11,9	28,0	Spuren	0	•	1190	195
Dosenwürstchen	228	954	13,0	19,6	Spuren	0	100	711	165
Fleischkäse (Leberkäse)	297	1243	12,4	27,5	Spuren	0	85	599	299
Fleischwurst (Lyoner)	296	1239	9,9	28,5	Spuren	0	85	829	199
Fleischwurst, fettreduziert (D)	195	816	14,0	15,0	1,0	0	•	•	•
Fleischwurst, Kalbs–	320	1339	13,0	30,0	Spuren	0	61	•	•
Fleischrotwurst, leicht (V)	180	753	17,0	12,0	1,0	0	•	•	•
Frankfurter Würstchen	272	1138	13,1	24,4	Spuren	0	65	778	180
Geflügel–Schinkenwurst (D)	173	724	13,0	13,0	1,0	0	•	•	•

Calcium mg	Phosphor mg	Magnesium mg	Eisen mg	Vit. A µg	Vit. B1 mg	Vit. B2 mg	Vit. B6 mg	Vit. C mg	geeignet bei Ü	D	G	HKK	O	V
•	•	•	•	•	•	•	•	•	+	+	0	0	0	0
•	•	•	•	•	•	•	•	•	+	+	0	0	0	0
175	555	•	•	•	•	•	•	0	–	–	0	–	0	0
163	2380	374	39,0	•	•	•	•	0	+	+	0	0	0	0
•	•	•	•	•	•	•	•	•	+	+	0	0	0	0
•	•	•	•	•	•	•	•	•	+	+	0	0	0	0
•	•	•	•	•	•	•	•	0	0	0	0	0	0	0
•	•	•	•	•	•	•	•	•	0	0	0	0	0	0
•	•	•	•	•	•	•	•	0	0	0	0	0	0	0
•	•	•	•	•	•	•	•	•	0	0	0	0	0	0
•	•	•	•	•	•	•	•	0	0	0	0	0	0	0
•	•	•	•	•	•	•	•	•	0	0	0	0	0	0
•	•	•	•	•	•	•	•	0	0	0	0	0	0	0
15	152	18	1,5	0	0,31	0,18	•	0	+	+	0	0	0	0
•	•	•	•	•	•	•	•	•	0	0	–	0	0	0
•	67	•	•	•	•	•	•	•	–	–	0	–	0	0
7	22	8	6,4	3	0,07	0,13	•	•	–	–	–	–	0	0
•	•	•	•	•	•	•	•	•	–	–	–	–	0	0
5	190	15	1,0	•	0,28	0,22	•	•	–	–	–	–	0	0
•	•	•	•	•	•	•	•	•	+	+	0	0	0	0
•	•	•	•	•	•	•	•	•	+	+	–	0	0	0
24	155	11	1,7	0	0,1	0,2	•	0	–	–	–	–	0	0
•	•	•	•	•	•	•	•	•	0	0	0	0	0	0
•	•	•	•	•	•	•	•	•	+	+	0	0	0	0
•	•	•	•	•	•	•	•	•	0	0	0	0	0	0
28	144	•	•	15	•	•	•	•	–	–	0	–	0	0
10	185	9	2,7	•	0,03	0,08	•	•	–	–	–	–	0	0
4	•	15	2,0	•	0,2	0,25	•	•	–	–	–	–	0	0
14	129	13	1,7	•	0,2	0,25	•	•	–	–	–	–	0	0
•	•	•	•	•	•	•	•	•	+	+	0	0	0	0
•	•	•	•	•	•	•	•	•	–	–	–	–	0	0
•	•	•	•	•	•	•	•	•	+	+	0	0	0	0
8	107	11	1,8	3	0,18	0,19	0,14	0	–	–	0	–	0	0
•	•	•	•	•	•	•	•	•	+	+	0	+	0	0

Zeichenerklärung: KH = Kohlenhydrate   BS = Ballaststoffe   Chol. = Cholesterin   Ü = Übergewicht   D = Diabetes Typ II
G = Gicht   HKK = Herz-Kreislauf-Krankheiten   O = Osteoporose   V = Verstopfung
• = keine Angaben   – = nicht geeignet   + = geeignet   0 = neutral

Lebensmittel (100 g verzehrbarer Anteil)	kcal	kJ	Eiweiß g	Fett g	KH g	BS g	Chol. mg	Natrium mg	Kalium mg
Geflügelsülze mit Curry(V)	73	305	15,0	1,0	1,0	Spuren	•	•	•
Geflügelmortadella (D)	191	799	13,0	15,0	1,0	0	•	•	•
Geflügelwurst, mager	108	452	16,2	4,8	Spuren	0	•	•	•
Geflügel–Fleischpastete (W)	139	582	7,0	18,0	1,0	0	•	•	•
Gelbwurst	281	1176	9,6	26,9	Spuren	0	•	640	285
Hackfleisch, halb und halb	260	1088	20,0	20,0	Spuren	0	65	35	290
Jagdwurst	205	858	14,8	25,0	Spuren	0	85	818	260
Kabanossi	394	1649	20,3	34,8	Spuren	0	85	1260	300
Katenrauchwurst, leicht (V)	275	1151	20,0	21,0	1,5	0	•	•	•
Knackwurst	300	1255	11,9	28,0	Spuren	0	•	1190	195
Krakauer	264	1105	14,0	23,0	Spuren	0	51	•	•
Lachsschinken	156	653	20,0	7,0	Spuren	0	65	•	•
Landleberwurst, fettreduziert (D)	280	1172	14,0	24,0	2,0	0	•	•	•
Leberpastete	314	1314	14,2	28,6	Spuren	0	150	738	173
Leberwurst, grob	328	1372	15,9	29,2	Spuren	0	85	810	143
Leberwurst, Kalbs–, fettreduziert (D)	260	1088	15,0	21,0	2,0	0	•	•	•
Leberwurst, Kalbs–, fein, leicht (V)	245	1025	17,0	19,0	1,5	0	•	•	•
Leberwurst, Kalbs–, grob, leicht (V)	227	950	17,0	17,0	1,5	0	•	•	•
Leberwurst, Pfälzer, fettreduziert (D)	253	1059	14,0	21,0	2,0	0	•	•	•
Leberwurst, mager	257	1075	17,0	21,0	Spuren	0	85	400	140
Mettwurst, Bauern–, fettreduziert (D)	253	1059	14,0	21,0	2,0	0	•	•	•
Mettwurst, Braunschweiger	403	1686	13,9	37,2	Spuren	0	85	1090	213
Mettwurst	352	1473	14,0	33,0	Spuren	0	53	•	•
Mortadella	345	1443	12,4	32,8	Spuren	0	85	668	207
Putenbrustsülze mit Champignons (V)	82	343	15,0	2,0	1,0	0	•	•	•
Puten–Cocktailsülze (R)	95	397	15,0	3,0	2,0	Spuren	•	•	•
Rindersaftschinken (R)	106	444	21,0	2,0	1,0	0	•	•	•
Rindersaftschinken in Aspik (R)	77	322	15,0	1,0	2,0	Spuren	•	•	•
– mit Champignons (V)	73	305	15,0	1,0	1,0	Spuren	•	•	•
Rotwurst (Blutwurst)	301	1259	10,0	29,0	Spuren	85	680	38	7
Rotwurst, Thüringer	241	1008	21,0	17,0	1,0	0	135	•	•
Salami	383	1603	18,5	33,0	Spuren	0	85	1260	302
Salami, leicht (V)	275	1151	20,0	21,0	1,5	0	•	•	•
Salami, fettreduziert (D)	310	297	22,0	24,0	1,0	0	•	•	•
Salami, Rinds– (R)	232	971	21,0	16,0	Spuren	0	•	•	•
Schinken, gekocht, ohne Fettrand	150	628	29,7	2,9	Spuren	0	•	•	•
Schinken, gekocht, i. D.	193	808	19,5	12,8	Spuren	0	85	876	270
Schinken, roh, geräuchert	383	1603	16,9	35,0	Spuren	0	110	1400	248
Schinkenspeck	402	1682	15,0	36,0	Spuren	0	110	1400	248

Calcium mg	Phosphor mg	Magnesium mg	Eisen mg	Vit. A µg	Vit. B1 mg	Vit. B2 mg	Vit. B6 mg	Vit. C mg	Ü	D	G	HKK	O	V
•	•	•	•	•	•	•	•	•	+	+	0	+	0	0
•	•	•	•	•	•	•	•	•	+	+	0	0	0	0
•	•	•	•	•	•	•	•	•	+	+	0	0	0	0
•	•	•	•	•	•	•	•	•	+	+	0	0	0	0
•	•	•	•	•	•	0,12	•	•	0	0	0	−	0	0
8	135	17	2,2	5	0,4	0,15	•	•	−	−	−	−	0	0
14	144	19	2,9	0	0,11	0,12	•	•	−	−	−	−	0	0
24	155	11	1,7	0	0,1	0,2	•	0	−	−	−	−	0	0
•	•	•	•	•	•	•	•	•	+	+	0	0	0	0
28	144	•	•	15	•	•	•	•	−	−	0	−	0	0
•	•	•	•	•	•	•	•	•	−	−	−	−	0	0
•	•	•	•	•	•	•	•	•	+	+	−	0	0	0
•	•	•	•	•	•	•	•	•	0	0	0	0	0	0
10	191	15	6,4	950	0,03	0,6	•	2	−	−	−	−	0	0
41	154	•	5,3	8300	0,2	0,92	•	•	−	−	−	−	0	0
•	•	•	•	•	•	•	•	•	0	0	0	0	0	0
•	•	•	•	•	•	•	•	•	+	+	0	0	0	0
•	•	•	•	•	•	•	•	•	+	+	0	0	0	0
•	•	•	•	•	•	•	•	•	+	+	0	0	0	0
9	240	7	5,5	1700	0,15	1,1	•	•	0	0	0	0	0	0
•	•	•	•	•	•	•	•	•	+	+	0	0	0	0
13	160	11	1,6	•	0,2	0,15	•	•	−	−	0	−	0	0
•	•	•	•	•	•	•	•	•	−	−	−	−	0	0
42	143	19	3,1	0	0,1	0,15	•	0	−	−	0	−	0	0
•	•	•	•	•	•	•	•	•	+	+	+	+	0	0
•	•	•	•	•	•	•	•	•	+	+	+	0	0	0
•	•	•	•	•	•	•	•	•	+	+	0	−	0	0
•	•	•	•	•	•	•	•	•	+	+	+	+	0	0
•	•	•	•	•	•	•	•	•	+	+	+	+	0	0
22	8	6,4	3	0,07	0,13	•	•	−	−	−	−	0	0	
•	•	•	•	•	•	•	•	•	−	−	−	−	0	0
35	167	11	2,1	Spuren	0,18	0,2	•	•	−	−	−	−	0	0
•	•	•	•	•	•	•	•	•	+	+	0	0	0	0
•	•	•	•	•	•	•	•	•	0	0	−	0	0	0
•	•	•	•	•	•	•	•	•	0	0	0	0	0	0
•	•	•	•	•	1,15	0,21	•	•	+	+	−	0	0	0
10	136	24	2,5	0	0,61	0,26	0,36	0	0	0	0	0	0	0
10	207	20	2,3	0	0,55	0,2	0,4	0	−	−	−	−	0	0
10	208	20	2,3	0	0,55	0,2	0,4	0	−	−	−	−	0	0

Zeichenerklärung: KH = Kohlenhydrate BS = Ballaststoffe Chol. = Cholesterin Ü = Übergewicht D = Diabetes Typ II
G = Gicht HKK = Herz-Kreislauf-Krankheiten O = Osteoporose V = Verstopfung
• = keine Angaben − = nicht geeignet + = geeignet 0 = neutral

Lebensmittel (100 g verzehrbarer Anteil)	kcal	kJ	Eiweiß g	Fett g	KH g	BS g	Chol. mg	Natrium mg	Kalium mg
Schinkensülze mit Mixed Pickles, (V)	95	397	16,0	3,0	1,0	•	•	•	•
Schinkenwurst–Aufschnitt, fettreduziert (D)	200	837	15,0	14,0	1,0	0	•	•	•
Schinkenwurst, leicht (V)	275	1151	20,0	21,0	1,5	0	•	•	•
Schinkenwurst mit Zusätzen**	169	707	16,6	11,4	Spuren	Spuren	85	753	261
Schinkenwurst, Truthahn– (W)	195	816	15,0	14,0	1,0	0	•	•	•
Speck, durchwachsen, geräuchert	621	2598	9,1	65,0	Spuren	0	90	1770	225
Teewurst	371	1552	14,0	35,0	Spuren	0	60	•	•
Teewurst, fettreduziert (D)	310	1297	15,0	27,0	1,0	0	•	•	•
Weißwurst, Münchner	287	1201	11,1	27,0	Spuren	0	100	620	122
Wiener Würstchen	296	1239	10,2	28,3	Spuren	0	85	941	204
Wiener Würstchen, fettreduziert (D)	195	816	14,0	15,0	1,0	0	•	•	•

* keine Angaben

** Das Produkt ist mit Zusätzen wie Paprika, Champignons, Pistazien, Kräutern etc. im Handel. Die Nährwerte unterscheiden sich nicht wesentlich.

(D) Du darfst;   (F) Friki frisch GmbH;   (R) Reinert;   (V) Vogt & Wolf;   (W) Wiesenhof

Calcium mg	Phosphor mg	Magnesium mg	Eisen mg	Vit. A µg	Vit. B1 mg	Vit. B2 mg	Vit. B6 mg	Vit. C mg	geeignet bei					
									Ü	D	G	HKK	O	V
•	•	•	•	•	•	•	•	•	+	+	+	+	0	0
•	•	•	•	•	•	•	•	•	+	+	0	+	0	0
•	•	•	•	•	•	•	•	•	+	+	0	+	0	0
15	152	18	1,5	0	0,31	0,18	•	Spuren	+	+	–	–	0	0
•	•	•	•	•	•	•	•	•	0	0	0	0	0	0
9	108	15	0,8	0	0,43	0,14	0,35	0	–	–	–	–	0	0
•	•	•	•	•	•	•	•	•	–	–	–	–	0	0
•	•	•	•	•	•	•	•	•	0	0	0	0	0	0
25	•	•	•	•	0,04	0,13	•	•	–	–	–	–	0	0
13	170	•	2,4	•	0,1	0,12	•	•	–	–	–	–	0	0
•	•	•	•	•	•	•	•	•	+	+	0	0	0	0

Zeichenerklärung: KH = Kohlenhydrate   BS = Ballaststoffe   Chol. = Cholesterin   Ü = Übergewicht   D = Diabetes Typ II
G = Gicht   HKK = Herz-Kreislauf-Krankheiten   O = Osteoporose   V = Verstopfung
• = keine Angaben   – = nicht geeignet   + = geeignet   0 = neutral

55

Lebensmittel (100 g verzehrbarer Anteil)	kcal	kJ	Eiweiß g	Fett g	KH g	BS g	Chol. mg	Natrium mg	Kalium mg

GETREIDE UND GETREIDEERZEUGNISSE

1. GETREIDE, MEHLE UND ANDERE MAHLPRODUKTE

Lebensmittel	kcal	kJ	Eiweiß g	Fett g	KH g	BS g	Chol. mg	Natrium mg	Kalium mg
Amaranth	365	1527	14,6	8,8	56,8	•	0	25	484
Buchweizen, Grütze	345	1443	8,1	1,6	72,6	3,2	0	1	218
Buchweizen, Korn, geschält	340	1423	10,0	1,7	71,3	3,7	0	2	324
Buchweizen, Vollmehl	340	1423	10,0	1,7	70,7	3,7	0	1	380
Gerste, Korn	315	1318	10,6	2,1	63,3	9,8	0	18	444
Gerste, Graupen	338	1414	10,4	1,4	71,0	46	0	5	190
Gerste, Vollkornmehl	350	1464	10,6	1,9	72,0	•	0	5	458
Getreidesprossen, i. D.	73	305	3,2	0,4	13,0	2,5	•	1	100
Grünkern (Dinkel), Korn	320	1339	11,6	2,7	62,4	8,8	0	3	447
Grünkern, Mehl	332	1389	13,3	2,5	64,0	8,4	0	3	381
Hafer, Korn	359	1502	12,6	7,1	59,8	5,6	0	8	355
Haferkleieflocken(K)	310	1297	17,8	8.5	40,5	19,0	0	4	670
Haferflocken, Vollkorn–	354	1481	12,3	8,0	58,1	9,5	0	5	320
Haferflocken, Instant	351	1469	13,3	7,7	57,2	9,5	0	5	400
Haferflocken, Schmelzflocken (K)	354	1481	12,3	8,0	58,1	9,5	0	5	320
Hafer, Grütze	361	1510	13,9	5,8	69,7	3,6	0	6	300
Hirce, Korn, entspelzt	354	1481	10,6	3,9	69,0	3,8	0	3	150
Mais, Korn	333	1393	9,2	3,8	65,0	9,2	0	0	300
Mais, Popcorn	368	1540	12,7	5,0	68,0	10,0	0	3	240
Maisgrieß (Polentagrieß)	339	1418	8,8	1,1	73,5	•	0	1	80
Mais, Vollmehl	333	1393	9,0	2,8	66,9	9,2	0	1	120
Quinoa, Korn	343	1435	13,8	5,0	60,8	4,4	0	10	804
Reis, Korn, Naturreis	348	1456	7,4	2,2	73,4	2,2	0	10	150
Reis, poliert, roh	347	1452	7,0	0,6	78,4	1,4	0	6	103
Reis, poliert, gekocht	115	481	2,3	0,2	25,9	0,5	0	•	•
Reis, poliert, parboiled, roh	345	1443	6,5	0,5	78,4	1,4	0	6	92
Reis, poliert, parboiled, gekocht	106	444	2,0	0,2	24,0	0,3	0	2	28
Reis, Mehl	351	1469	7,2	0,7	79,1	•	0	4	104
Roggen, Korn	264	1105	8,7	1,7	60,7	13,2	0	40	510
Roggen, Flocken	307	1285	12,0	1,7	61,0	10,0	0	2	450
Roggen, Mehl, Type 815	300	1255	6,9	1,0	71,0	6,5	0	1	170
Roggen, Mehl, Type 997	299	1251	7,4	1,1	68,0	8,6	0	1	240
Roggen, Mehl, Type 1150	295	1234	8,9	1,3	67,8	8,0	0	1	297
Roggen, Vollkornm./Backschrot, Type 1800	273	1142	10,8	1,5	59,0	13,7	0	•	•
Roggen, Keime, getrocknet	400	1674	42,0	11,2	32,7	•	0	10	400

Calcium mg	Phosphor mg	Magnesium mg	Eisen mg	Vit. A µg	Vit. B1 mg	Vit. B2 mg	Vit. B6 mg	Vit. C mg	geeignet bei Ü	D	G	HKK	O	V
214	582	308	9,0	•	0,8	0,19	•	•	0	0	0	0	0	0
12	150	48	2,0	0	0,28	0,08	0,4	0	+	+	+	+	0	+
21	254	85	3,2	0	0,26	0,15	0,58	0	+	+	+	+	0	+
33	189	50	2,0	0	0,58	0,15	0,58	0	+	+	+	+	0	+
38	342	114	2,8	0	0,43	0,18	0,56	0	+	+	+	+	0	+
14	189	125	2,0	0	0,1	0,08	0,22	0	+	+	+	+	0	+
39	390	155	3,0	0	0,16	0,08	0,33	0	+	+	+	+	0	+
11	100	50	0,8	0	0,12	0,04	0,11	0	+	+	+	+	0	+
22	411	130	4,2	0	0,3	0,1	0,3	0	+	+	+	+	0	+
24	384	114	3,0	0	0,42	0,1	0,3	0	+	+	+	+	0	+
79	342	129	5,8	•	0,52	0,17	0,96	Spuren	+	+	+	+	0	+
100	690	230	7,3	•	1,2	0,25	•	•	+	+	+	+	0	+
65	350	135	4,0	•	0,65	0,15	0,16	0	+	+	+	+	0	+
70	430	140	4,0	•	0,65	0,15	0,16	•	+	+	+	+	0	+
65	350	135	4,0	•	0,65	0,15	0,16	•	0	0	0	0	0	0
67	349	71	3,9	•	0,52	0,12	0,15	0	+	+	+	+	0	+
20	310	170	9,0	0	0,26	0,14	0,52	0	+	+	+	+	0	+
15	256	120	1,5	185	0,36	0,2	0,4	0	+	+	+	+	0	+
11	281	•	1,7	•	0,3	0,12	•	0	+	+	+	+	0	+
4	73	20	1,0	120	0,15	0,05	•	0	+	+	+	+	0	+
19	260	47	2,3	50	0,37	0,11	•	0	+	+	+	+	0	+
80	328	276	0,0	•	0,17	•	•	•	+	+	+	+	0	+
23	325	157	2,6	0	0,41	0,9	0,28	0	+	+	+	+	0	+
6	120	64	0,6	0	0,06	0,03	0,15	0	+	+	+	+	0	0
•	•	•	•	•	•	•	•	•	+	+	+	+	0	0
24	94	28	2,9	0	0,44	0,03	•	0	+	+	+	+	0	0
10	28	10	0,9	0	0,11	0,01	0,2	0	+	+	+	+	0	0
7	90	23	0,4	0	0,6	0,03	0,2	0	0	0	0	0	0	0
64	373	120	4,6	60	0,35	0,17	0,29	0	+	+	+	+	0	+
30	350	120	4,0	2	0,35	0,2	0,3	•	+	+	+	+	0	+
22	135	26	2,1	41	0,18	0,09	0,11	0	+	+	+	+	0	+
31	200	56	2,2	41	0,19	0,11	•	0	+	+	+	+	0	+
20	234	67	2,4	41	0,22	0,11	•	0	+	+	+	+	0	+
•	•	•	•	•	•	•	•	0	+	+	+	+	0	+
40	1000	110	9,0	340	1,0	0,84	1,8	0	+	+	+	+	0	+

Zeichenerklärung: KH = Kohlenhydrate BS = Ballaststoffe Chol. = Cholesterin Ü = Übergewicht D = Diabetes Typ II
G = Gicht HKK = Herz-Kreislauf-Krankheiten O = Osteoporose V = Verstopfung
• = keine Angaben - = nicht geeignet + = geeignet 0 = neutral

Lebensmittel (100 g verzehrbarer Anteil)	kcal	kJ	Eiweiß g	Fett g	KH g	BS g	Chol. mg	Natrium mg	Kalium mg
Roggen, Speisekleie	176	736	18,0	4,3	16,3	47,5	0	•	•
Weizen, Korn	304	1272	11,4	2,0	61,0	10,4	0	8	381
Weizen, Grieß	324	1356	10,8	1,0	69,0	7,1	0	1	112
Weizen, Mehl, Type 405	339	1418	10,6	1,0	71,0	4,0	0	2	108
Weizen, Mehl, Type 550	339	1418	10,9	1,1	70,8	4,1	0	3	126
Weizen, Mehl, Type 1050	330	1381	11,6	1,8	67,0	5,2	0	2	203
Weizen, Vollkornm., Backschrot, Type 1700	306	1280	11,2	2,0	59,7	12,9	0	2	290
Weizenkeime, getrocknet	311	1301	26,6	0,2	30,6	17,7	0	5	837
Weizen, Speisekleie	176	736	14,9	4,7	18,0	45,4	0	2	1400

2. STÄRKEMEHLE

Lebensmittel	kcal	kJ	Eiweiß g	Fett g	KH g	BS g	Chol. mg	Natrium mg	Kalium mg
Kartoffelstärke	336	1406	0,6	0,1	83,1	Spuren	0	7	15
Maisstärke	346	1448	0,4	0,1	85,9	Spuren	0	3	7
Reisstärke	343	1435	0,8	0	85,0	Spuren	0	61	8
Weizenstärke	333	1393	0,4	0,1	86,1	Spuren	0	2	16

3. BROTE UND BACKWAREN**

Lebensmittel	kcal	kJ	Eiweiß g	Fett g	KH g	BS g	Chol. mg	Natrium mg	Kalium mg
Roggenbrot	216	904	6,2	1,0	45,7	6,5	0	523	244
Roggenbrötchen	210	879	0,4	1,1	43,7	6,2	0	537	185
Roggenmischbrot	210	879	6,4	1,1	43,7	6,2	0	537	185
Roggenschrot– und Vollkornbrot	193	808	6,8	1,2	38,8	8,1	0	527	291
Weißbrot	238	996	7,5	1,2	48,0	3,0	0	540	130
Weizenbrötchen (Semmel)	272	1138	8,3	1,9	55,5	3,0	0	553	130
Weizenmischbrot	225	941	6,2	1,1	47,7	4,6	0	553	177
Weizenschrot– und Vollkornbrot	199	833	7,8	1,0	41,0	8,4	0	430	209
Weizentoastbrot	257	1075	6,9	4,5	48,0	3,6	0	551	160
Baguette	270	1130	7,9	0,7	55,4	3,0	•	418	88
Knäckebrot	318	1331	10,0	1,5	66,0	14,0	0	463	436
Laugenbrezel (Laugengebäck)	239	1000	7,1	1,8	45,3	1,9	Spuren	500	100
Mehrkornbrot	230	962	7,6	1,6	42,8	9,0	Spuren	523	290
Pumpernickel	182	762	6,8	1,0	36,5	9,3	0	370	338
Vollkornbrot mit Sonnenblumenkernen	244	1021	9,0	3,9	39,9	5,0	0	590	250

Calcium mg	Phosphor mg	Magnesium mg	Eisen mg	Vit. A µg	Vit. B1 mg	Vit. B2 mg	Vit. B6 mg	Vit. C mg	Ü	D	G	HKK	O	V
•	•	•	•	•	•	•	•	•	+	+	+	+	0	+
44	341	128	3,3	•	0,46	0,11	0,27	0	+	+	+	+	0	+
17	87	30	1	Spuren	0,12	0,04	0,09	0	0	0	0	0	0	0
15	74	•	1,5	Spuren	0,06	0,03	0,18	0	0	0	0	0	0	0
16	95	10	1,1	Spuren	0,11	0,08	0,1	0	0	0	0	0	0	0
14	208	53	2,8	Spuren	0,43	0,07	0m24	0	0	0	0	0	0	0
40	392	140	4,0	Spuren	0,47	0,17	0,46	0	+	+	0	0	0	+
69	1100	250	8,0	10	2,0	0,72	4,0	0	+	+	+	+	0	+
43	1240	590	3,6	Spuren	0,65	0,51	0,73	0	+	+	+	+	0	+
35	6	5	1,8	0	0	0	Spuren	0	0	0	0	0	0	0
Spuren	30	2	0,5	0	Spuren	0,01	Spuren	0	0	0	0	0	0	0
20	10	2	Spuren	0	•	•	•	0	0	0	0	0	0	0
0	20	Spuren	0	0	0	0	•	0	0	0	0	0	0	0
29	118	35	2,5	0	0,18	0,12	0,2	0	+	+	+	+	0	+
23	183	40	2,3	0	0,18	0,08	0,12	0	+	+	+	+	0	+
23	183	40	2,3	0	0,18	0,08	0,12	0	+	+	+	+	0	+
43	198	70	3,0	80	0,18	0,15	0,3	0	+	+	+	+	0	+
58	90	24	0,9	•	0,09	0,06	0,02	0	–	–	–	–	0	–
27	102	30	1,2	0	0,1	0,03	0,04	0	–	–	–	–	0	–
17	127	75	1,7	0	0,14	0,07	0,09	0	+	+	+	+	0	+
42	244	92	1,6	•	0,23	0,15	0,24	0	+	+	+	+	0	+
25	90	24	2,2	•	0,08	0,05	0,11	0	–	–	–	–	0	–
18	105	19	1,2	•	0,06	0,05	0,09	0	–	–	–	–	0	–
55	318	68	5,0	0	0,2	0,18	0,3	0	+	+	+	+	0	+
17	98	18	0,9	•	0,00	0,09	0,07	0	0	0	0	0	0	0
27	270	70	2,2	•	0,13	0,12	0,19	0	+	+	+	+	0	+
55	147	80	2,4	•	0,05	0,08	0,1	0	+	+	+	+	+	+
35	298	106	2,8	•	0,21	0,1	0,25	0	+	+	+	+	0	+

Zeichenerklärung: KH = Kohlenhydrate   BS = Ballaststoffe   Chol. = Cholesterin   Ü = Übergewicht   D = Diabetes Typ II
G = Gicht   HKK = Herz-Kreislauf-Krankheiten   O = Osteoporose   V = Verstopfung
• = keine Angaben   – = nicht geeignet   + = geeignet   0 = neutral

Lebensmittel (100 g verzehrbarer Anteil)	kcal	kJ	Eiweiß g	Fett g	KH g	BS g	Chol. mg	Natrium mg	Kalium mg
4. CEREALIEN (MÜSLIFLOCKEN)									
Cornflakes	352	1473	7,2	1,0	79,6	4,0	0	938	120
Frosties (Ke)	379	1586	4,7	0,5	89,0	2,1	0	800	•
Früchtemüsli, ohne Zucker, i. D.	363	1519	10,7	8,8	60,2	7,7	0	55	580
Frühstücksmüsli, Trio (N)	393	1644	5,8	3,3	85,0	2,1	0	300	•
Kleieflocken, gezuckert	247	1033	12,0	3,0	42,0	33,0	0	•	1000
Müslimischung, Trockenprodukt, i. D.	394	1649	9,0	10,0	67,0	5,5	0	15	420
Sechskornmüsli ohne Zucker (E)	375	1569	12,0	9,6	60,0	3,4	•	•	•
Schokomüsli, i. D.	399	1669	10,0	11,5	63,8	6,1	0	155	350
Schokomüsli mit Vitaminen und Calcium (S)	385	1611	10,0	9,0	59,0	•	•	•	•
Vielkornmüsli ohne Zucker (E)	380	1590	12,0	9,5	60,0	8,4	•	•	•
5. TEIGWAREN UND NUDELN***									
Eiernudeln (Eierteigwaren), roh	347	1452	13,0	3,0	70,0	3,4	94	17	164
Eiernudeln (3 G), roh	369	1544	12,0	3,0	72,0	•	•	7	155
Spaghetti, eifrei (ital.), roh	362	1515	12,5	1,2	75,2	•	0	5	•
Vollkorn–Nudeln, roh	343	1435	15,0	3,0	64,0	8,0	0	32	165
Teigwaren, eifrei, roh	362	1515	12,5	1,2	75,2	•	0	5	•

• keine Angaben

** Brote und Brötchen gibt es auch mit Zusätzen wie Sonnenblumenkernen, Sesam, Sojaschrot, Leinsamen, Mohn etc. Sie werden sowohl dem Teig untergemengt, wie auch auf Brot und Brötchen gestreut. Der Nährstoffgehalt (Energie, Fett, Eiweiß, Ballaststoffe, Vitamine) liegt dann geringfügig höher.

*** Rohe Nudeln ergeben etwa das 2,5-fache an verzehrfertiger Menge. 100 g rohe Nudeln ergeben also etwa 250 g gekochte Nudeln.

(E) Erbacher;   (K) Kölln;   (Ke) Kellogg's;   (N) Nestlé;   (S) Schneekoppe;   (3 G) 3 Glocken

Calcium mg	Phosphor mg	Magnesium mg	Eisen mg	Vit. A µg	Vit. B1 mg	Vit. B2 mg	Vit. B6 mg	Vit. C mg	geeignet bei Ü	D	G	HKK	O	V
13	59	14	2,0	28,3	0,06	•	Spuren	75	0	0	0	0	0	0
•	•	•	7,9	•	1,2	1,3	1,7	•	–	–	0	–	0	0
70	325	120	3,6	38	0,53	0,12	0,22	Spuren	0	0	0	0	0	+
•	•	•	•	•	1,2	1,4	1,7	51	–	–	0	0	0	0
70	1000	145	•	•	1,4	1,6	6,0	75	0	0	0	0	0	+
75	140	65	3,0	27	9,25	0,15	0,17	Spuren	0	0	0	0	0	+
•	•	•	•	•	•	•	•	•	+	+	0	+	0	+
80	300	109	3,6	26	0,41	0,14	0,12	Spuren	0	0	0	0	0	+
660	•	•	•	•	1,2	1,3	1,7	49,5	0	0	0	0	0	0
•	•	•	•	•	•	•	•	•	+	+	0	+	0	+
27	195	67	1,6	60	0,2	0,1	0,06	0	0	0	0	0	0	0
20	195	•	2,1	60	0,2	0,1	•	•	0	0	0	0	0	0
22	165	•	1,5	0	0,09	0,06	•	•	0	0	0	0	0	0
25	172	53	3,8	•	0,31	0,13	0,2	•	0	0	0	0	0	0
22	165	•	1,5	0	0,09	0,06	•	•	0	0	0	0	0	0

Zeichenerklärung: KH = Kohlenhydrate   BS = Ballaststoffe   Chol. = Cholesterin   Ü = Übergewicht   D = Diabetes Typ II
G = Gicht   HKK = Herz-Kreislauf-Krankheiten   O = Osteoporose   V = Verstopfung
• = keine Angaben   – = nicht geeignet   + = geeignet   0 = neutral

Lebensmittel (100 g verzehrbarer Anteil)	kcal	kJ	Eiweiß g	Fett g	KH g	BS g	Chol. mg	Natrium mg	Kalium mg
HÜLSENFRÜCHTE**									
Adzukibohne, trocken	351	1469	22,0	0,3	65,0	•	•	•	•
Alfalfa/Luzerne–Sprossen, frisch	34	142	4,0	0,7	2,1	1,6	•	6	79
Bohnen, weiß, trocken	294	1231	22,0	1,6	40,0	17,0	•	3	1300
Bohnensprossen, frisch	37	155	4,5	0,7	2,3	3,0	•	153	307
Erbsen, grün und gelb, trocken	272	1138	23,0	1,4	41,2	16,6	•	26	930
Kichererbsen, trocken	275	1151	20,0	3,4	41,2	21,4	•	27	810
Kichererbsensprossen, frisch	153	640	8,8	0,7	25,5	2,8	•	20	380
Kidneybohne, trocken	275	1151	21,7	1,7	42,7	18,0	0	•	•
Limabohne, trocken	286	1197	19,0	1,1	45,0	•	•	20	1700
Linsen, trocken	310	1297	23,5	1,4	52,0	10,6	•	6,6	810
Mungbohne, trocken	292	1222	24,0	1,1	46,5	19,5	•	6	1220
Saubohne, trocken	309	1293	23,9	2,0	48,9	22,0	•	•	•
Sojabohne, trocken	323	1351	33,7	18,1	6,3	21,9	•	4	1750
Sojabohnensprossen	49	205	5,0	1,2	4,6	1,1	•	17	250
Sojafleisch, trocken, i. D	249	1042	44,0	2,2	13,4	21,0	•	•	2100
Sojakäse (Tofu)	85	356	8,0	5,0	2,0	0,5	•	7	121
Sojamehl, Vollmehl	347	1452	37,3	20,6	3,1	18,5	•	4	1870
Sojawurst i. D.	313	1310	12,6	27,3	4,3	1,8	•	512	302

* keine Angaben
** Von getrockneten Hülsenfrüchten lassen sich gut Sprossen ziehen. 1 Eßlöffel Hülsenfrüchte ergibt 2 bis 3 Eßlöffel Keimlinge,
10 g getrocknete Bohnen, Erbsen und Linsen also ca. 25 g Sprossen.
Der Kaloriengehalt dieser Mengen Sprossen entspricht dem von 10 g trockenen Hülsenfrüchten.
Die Nährstoffrelationen verschieben sich durch den Keimprozeß, der Vitamingehalt nimmt zu.
Exakte Daten hierzu liegen derzeit leider nicht vollständig vor.

i.D.) im Durchschnitt

Calcium mg	Phosphor mg	Magnesium mg	Eisen mg	Vit. A μg	Vit. B1 mg	Vit. B2 mg	Vit. B6 mg	Vit. C mg	geeignet bei Ü	D	G	HKK	O	V
•	•	•	•	•	•	•	•	•	0	0	0	0	0	0
30	70	27	0,96	0	0,08	0,13	0,03	8	+	+	+	+	0	+
113	430	140	6,1	67	0,5	0,2	0,41	2	+	+	–	+	0	+
30	60	50	1	0	0,37	0,22	0,1	20	+	+	+	+	0	+
51	378	116	5,2	13	0,76	0,27	0,12	1	+	+	–	+	0	+
110	407	155	6,9	30	0,5	0,2	0,54	4	+	+	–	+	0	+
36	165	56	2,26	0,02	0,23	0,15	0,27	10	+	+	+	+	0	+
•	•	•	•	•	•	•	•	•	0	0	–	0	0	0
85	320	201	5,9	•	0,5	0,19	0,47	0	0	0	–	0	0	+
74	74	412	77	7,5	17	0,45	0,26	0,6	•	0	0	–	0	0
120	380	170	7,0	•	0,48	0,23	•	bis 4	0	0	–	0	0	+
•	•	•	•	•	•	•	•	•	0	0	–	0	0	+
201	550	220	6,6	63	1,0	0,5	1,0	0	0	0	–	0	+	+
42	58	25	0,8	4	0,2	0,12	•	7	+	+	+	+	0	0
250	650	300	11,0	6	1,1	0,3	•	0	0	0	0	0	0	0
105	98	193	5,4	4	0,08	0,05	0,05	0	0	0	0	0	0	0
195	553	247	12,1	14	0,77	0,28	0,51	0	0	0	0	0	0	0
45	111	23	1,6	51	0,06	0,3	•	3	0	0	0	0	0	0

Zeichenerklärung: KH = Kohlenhydrate BS = Ballaststoffe Chol. = Cholesterin Ü = Übergewicht D = Diabetes Typ II
G = Gicht HKK = Herz-Kreislauf-Krankheiten O = Osteoporose V = Verstopfung
• = keine Angaben – = nicht geeignet + = geeignet 0 = neutral

Lebensmittel (100 g verzehrbarer Anteil)	kcal	kJ	Eiweiß g	Fett g	KH g	BS g	Chol. mg	Natrium mg	Kalium mg
SAMEN, KERNE UND NÜSSE									
Cashewnuß	569	2381	17,2	42,0	40,5	2,9	•	15	552
Erdnuß	571	2389	26,0	48,1	8.3	10,9	•	11	66
Erdnuß, geröstet	586	2452	26,4	49,4	9,4	11,4	•	5	777
Erdnußbutter	630	2636	28,0	50,0	17,0	•	•	•	670
Erdnußflocken	520	2176	13,0	28,0	54,0	•	•	•	•
Ginko–Nuß, roh	172	720	4,7	1,7	34,5	•	•	1	•
Ginko–Nuß, gekocht	165	690	4,3	1,3	34,0	•	•	3	•
Haselnußkern	643	2690	13,0	61,0	11,4	7,4	•	2	630
Kastanie, Marone	196	820	3,4	1,9	41,2	8,4	•	2	707
Kokosnuß, Mark	369	1544	3,9	36,5	4,8	9,0	•	35	379
Kokosnußmilch	9	38	0,3	0,2	1,4	•	•	47	282
Kokosraspel	606	2536	5,6	62,0	6,4	24,0	•	28	750
Kürbiskern	570	2385	25,0	50,0	5,0	5,0	0	•	•
Leinsamen, ungeschält	375	1569	24,0	30,9	6,0	38,6	•	•	•
Leinsamen, Knusper–, (S)	368	1540	14,1	22,1	28,2	25,6	0	•	•
Lupinensamen, ungeschält	450	1882	40,0	20,0	20,0	10,0	0	•	•
Mandelkern	576	2410	19,0	54,0	3,7	15,2	•	20	835
Mohnsamen (Blaumohn)	481	2013	20,0	41,0	4,2	20,5	•	21	705
Macadamianuß	686	2870	7,5	70,0	•	15,9	•	•	265
Paranuß	668	2795	14,0	67,0	3,6	6,7	•	2	644
Pekannuß	702	2937	9,3	72,0	4,4	9,5	•	•	604
Pinienkern	674	2820	13,0	60,0	20,5	1,0	•	•	•
Pistazienkern	598	2502	20,8	51,6	17,5	6,5	•	•	1020
Sesamsamen	565	2364	17,7	50,0	10,2	11,2	•	45	458
Sesamsamen, geröstet	630	2506	20,3	54,2	15,3	•	•	•	•
Sonnenblumenkern, geschält	580	2428	22,5	49,0	12,3	6,3	•	2	725
Walnußkern	666	2787	15,0	62,0	12,1	6,1	•	2	570
Wasserkastanie	80	335	1,0	Spuren	18,0	4,0	0	•	•

* keine Angaben
i.D.) im Durchschnitt
S) Schneekoppe

Calcium mg	Phosphor mg	Magnesium mg	Eisen mg	Vit. A µg	Vit. B1 mg	Vit. B2 mg	Vit. B6 mg	Vit. C mg	Ü	D	G	HKK	O	V
31	375	270	2,8	30	0,63	0,25	•	•	–	–	+	0	0	0
40	341	163	1,8	Spuren	0,9	0,15	0,44	0	–	–	–	0	0	0
65	410	180	2,3	110	0,25	0,14	0,4	0	–	–	–	0	0	0
65	410	175	2,0	•	0,13	0,13	•	•	–	–	–	0	0	0
•	•	•	•	•	•	•	•	•	–	–	–	0	0	0
•	•	•	•	•	•	•	•	0	0	0	0	0	0	
•	•	•	•	•	•	•	•	•	0	0	0	0	0	
225	330	150	3,8	4	0,4	0,2	0,31	3	–	–	0	0	+	0
33	87	45	1,4	4	0,23	0,22	0,35	27	0	0	0	0	0	0
20	94	39	2,0	•	0,05	0,02	0,06	2	–	–	0	0	0	0
27	33	28	0,1	0	Spuren	Spuren	0,03	2	0	0	0	0	0	0
22	160	90	3,6	•	0,04	0,6	•	•	–	–	0	–	0	+
•	•	•	•	•	•	•	•	•	–	–	0	0	0	0
198	662	•	8,2	•	0,17	0,16	•	•	0	0	0	0	+	
870	800	300	•	•	•	•	•	•	+	+	+	+	+	+
•	•	•	•	•	•	•	•	0	0	0	0	0	+	
252	454	170	4,7	23	0,22	0,6	0,16	0	–	–	0	0	0	+
2	854	333	9,5	•	0,86	0,17	0,44	•	0	0	0	0	0	+
51	201	•	0,2	•	0,28	0,12	•	•	–	–	0	0	0	+
130	674	160	3,4	3	1,0	0,04	0,11	2	–	–	0	0	0	0
73	290	142	2,4	13,3	0,.86	0,13	•	•	–	–	0	0	0	0
12	605	•	5,2	8	1,3	0,23	•	•	–	–	0	0	0	0
130	500	160	7,3	70	0,65	0,2	•	7	–	–	0	0	+	0
783	607	347	10,0	6	1,0	0,25	•	•	–	–	0	0	+	+
•	•	•	•	•	•	•	•	•	–	–	0	0	n	0
100	618	420	6,3	•	1,9	0,14	0,6	•	–	–	0	0	0	0
87	410	135	2,1	10	0,35	0,1	0,87	3	–	–	0	0	0	0
•	•	•	•	•	•	•	•	•	0	0	0	0	0	0

Zeichenerklärung: KH = Kohlenhydrate BS = Ballaststoffe Chol. = Cholesterin Ü = Übergewicht D = Diabetes Typ II
G = Gicht HKK = Herz-Kreislauf-Krankheiten O = Osteoporose V = Verstopfung
• = keine Angaben – = nicht geeignet + = geeignet 0 = neutral

Lebensmittel (100 g verzehrbarer Anteil)	kcal	kJ	Eiweiß g	Fett g	KH g	BS g	Chol. mg	Natrium mg	Kalium mg
PILZE**									
Austernpilz	24	100	2,5	0,5	2,4	2	0	•	•
Birkenpilz	20	84	2,5	0,6	0,2	7,3	0	2	346
Butterpilz	25	105	1,7	0,4	0,3	5,9	0	•	190
Champignon	15	63	2,7	0,3	0,3	1,9	0	12	418
Champignon in Dosen	12	50	2,1	0,3	0,3	2,0	0	360	162
Chin. Pilze (Shiitake), roh	32	134	2,0	0,3	5,3	•	•	3	•
Chin. Pilze (Shiitake), getrocknet	324	1356	20,3	3,4	52,9	•	•	19	•
Hallimasch	32	155	2,6	0,7	3,5	7,6	0	•	440
Morchel, Speise–	27	113	2,7	0,5	2,5	7,0	0	2	390
Pfifferling	12	50	1,6	0,5	0,2	4,7	0	3	367
Pfifferling, getrocknet	120	502	16,5	2,2	1,8	60,5	0	32	5370
Pfifferling in Dosen	12	50	1,5	0,6	0,2	6,5	0	165	155
Reizker	27	113	2,5	0,7	2,2	6,9	0	6	310
Rotkappe	25	105	1,9	0,8	0,5	4,7	0	Spuren	•
Steinpilz	17	71	2,8	0,4	0,5	6,9	0	6	486
Steinpilz, getrocknet	140	21,0	3,6	4,1	55,3		0	14	2000
Trüffel	56	234	5,5	0,5	7,4	16,0	0	77	526

• keine Angaben

** Alle Pilze kann man trocknen. Pauschal rechnet man, daß 100 g frische Pilze 10 g getrocknete Pilze ergeben.

So kann man den Kaloriengehalt und den der Hauptnährstoffe leicht selbst errechnen, wenn er in Tabellen nicht aufgeführt ist.

Der Vitamingehalt von Trockenpilzen ist geringer als der von frischer Ware.

Calcium mg	Phosphor mg	Magnesium mg	Eisen mg	Vit. A µg	Vit. B1 mg	Vit. B2 mg	Vit. B6 mg	Vit. C mg	Ü	D	G	HKK	O	V
•	•	•	•	•	•	•	•	•	+	+	+	+	0	+
9	115	•	1,6	•	0,1	0,44	•	7	+	+	+	+	+	+
25	•	6	1,3	•	•	•	•	8	+	+	+	+	+	+
10	120	13	1,1	1,7	0,1	0,45	0,06	4	+	+	+	+	+	+
19	69	15	0,8	•	0,02	0,22	0,06	2	+	+	+	+	+	+
•	•	•	•	•	•	•	•	•	+	+	+	+	+	+
•	•	•	•	•	•	•	•	•	+	+	+	+	+	+
7	•	12	0,9	•	•	•	•	5	+	+	0	+	0	+
11	162	11	1,2	•	0,13	0,06	•	5	+	+	0	+	0	+
4	56	14	6,5	217	0,02	0,23	•	6	+	+	0	+	0	+
85	581	•	17,2	•	•	•	•	2	+	+	0	+	0	+
5	33	6	1,0	217	•	•	0,04	3	+	+	0	+	0	+
6	74	8	1,3	•	0,1	0,06	•	6	+	+	0	+	0	+
30	•	9	•	•	•	•	•	•	+	+	0	+	0	+
23	115	12	1,0	•	0,03	0,37	•	•	+	+	0	+	0	+
34	642	•	8,4	•	•	•	•	•	+	+	0	+	0	+
24	62	24	3,5	•	•	•	•	•	+	+	0	+	0	+

Zeichenerklärung: KH = Kohlenhydrate   BS = Ballaststoffe   Chol. = Cholesterin   Ü = Übergewicht   D = Diabetes Typ II   G = Gicht   HKK = Herz-Kreislauf-Krankheiten   O = Osteoporose   V = Verstopfung   • = keine Angaben   – = nicht geeignet   + = geeignet   0 = neutral

Lebensmittel (100 g verzehrbarer Anteil)	kcal	kJ	Eiweiß g	Fett g	KH g	BS g	Chol. mg	Natrium mg	Kalium mg

GEMÜSE, SALATE, KRÄUTER UND GEMÜSEPRODUKTE··

Lebensmittel	kcal	kJ	Eiweiß	Fett	KH	BS	Chol.	Natrium	Kalium
Artischocke, roh	22	92	2,4	0,1	2,6	10,8	0	47	350
Artischockenpüree (D)	34	142	1,3	0,1	7,0	1,5	0	240	353
Aubergine, roh	17	71	1,2	0,2	2,5	2,8	0	3	224
Bambussprossen	17	71	2,5	0,3	1,0	•	0	6	470
Blattsellerie, roh	23	96	1,1	0,2	4,3	2,0	0	96	291
Bleichsellerie (Stauden–), roh	15	63	1,2	0,2	2,2	2,6	0	132	344
Blumenkohl. roh	23	96	2,4	0,3	2,7	2,9	0	16	311
gekocht	18	75	2,1	0,2	2,0	2,o	0	11	217
TK–Ware	22	92	1,8	0,2	3,3	1,0	0	13	237
gekocht aus TK–Ware	17	71	1,7	0,2	2,2	1,0	0	12	218
Bohnen, grün, roh	35	146	2,4	0,2	5,1	3,0	0	2	243
gekocht	27	113	1,6	0,3	4,4	1,9	0	•	151
getrocknet	312	1305	20,7	1,4	47,4	16,9	0	•	1770
in Dosen	23	96	1,2	0,1	3,9	1,0	0	249	148
Brennessel	12	50	3,0	Spuren	Spuren	•	0	18	316
Brokkoli, roh	27	113	3,5	0,2	2,8	3,0	0	14	373
gekocht	22	92	2,8	0,2	2,0	2,7	0	9	324
Brunnenkresse	17	71	1,6	0,3	2,3	1,5	0	12	276
Cassave	137	573	1,0	0,2	32,8	3,1	0	•	•
Chicoree, roh	16	67	1,3	0,2	2,3	1,3	0	4	192
Chinakohl, roh	11	46	1,2	0,3	1,3	1,7	0	19	144
Dill, frisch	60	251	4,0	3,0	4,0	Spuren	0	•	•
Eisbergsalat	10	42	1,0	Spuren	1,0	0,5	0	•	•
Endiviensalat	12	50	1,7	0,2	0,3	1,5	0	53	320
Erbsen, grün, roh	69	289	5,8	0,4	10,6	5,2	0	1	340
gekocht	68	285	5,4	0,5	10,4	4,1	0	2	192
TK–Ware	73	305	5,1	0,5	12,0	4,1	0	•	•
in Dosen	56	234	3,6	0,4	9,4	4,0	0	236	99
Feldsalat	12	50	1,8	0,4	0,7	1,5	0	4	420
Fenchelknolle, roh	24	100	2,4	0,3	2,8	4,2	0	86	494
Fenchelkraut	41	172	2,4	0,3	7,1	2,5	0	•	•
Frühlingszwiebel, roh	25	105	2,3	0,3	3,1	2,0	0	•	•
Gartenkresse	33	138	4,2	1,4	2,5	3,5	0	5	550
Grüner Pfeffer, roh	16	67	0,9	0,4	2,2	1,0	0	2	210
gekocht	14	59	0,9	0,4	1,8	1,0	0	2	170
Grünkohl (Brauner Kohl), roh	33	138	4,3	0,9	2,5	4,2	0	44	490
Gurke, Salat–, roh	13	54	0,6	0,2	2,2	0,5	0	8	141

Calcium mg	Phosphor mg	Magnesium mg	Eisen mg	Vit. A µg	Vit. B1 mg	Vit. B2 mg	Vit. B6 mg	Vit. C mg	geeignet bei Ü	D	G	HKK	O	V
53	130	26	1,5	4	0,14	0,01	•	8	+	+	+	+	+	+
53	26	26	1,5	17	0,1	0,01	•	8	+	0	0	0	0	0
13	21	11	0,4	7,2	0,04	0,04	0,08	5	+	+	+	+	+	+
15	55	•	0,7	2	0,13	0,08	•	6	+	+	+	+	+	+
50	40	27	0,5	•	0,03	0,04	•	7	+	+	+	+	+	+
80	48	12	0,05	483	0,05	0,08	0,09	7	+	+	+	+	+	+
22	54	17	1,6	2,1	0,1	0,11	0,2	69	+	+	+	+	+	+
18	41	•	0,4	2,1	0,09	0,08	•	45	+	+	+	+	+	+
16	54	•	0,6	14	0,06	0,06	•	46	+	+	+	+	+	+
14	49	•	0,5	14	•	•	•	•	+	+	+	+	+	+
56	44	26	0,8	60	0,08	0,11	0,28	19	+	+	0	+	+	+
50	37	•	0,6	53	0,07	0,09	•	12	+	+	0	+	+	+
197	419	•	7,0	•	0,5	0,4	•	24	0	0	0	0	0	0
34	24	20	1,3	33	0,07	0,04	0,03	4	+	+	0	+	0	0
190	61	•	41,0	800	•	•	•	200	+	+	+	+	+	+
113	82	24	1,3	143	0,1	0,2	0,17	110	+	+	+	+	+	+
87	65	•	0,9	•	0,09	0,18	•	90	+	+	+	+	+	+
180	64	34	3,1	691	0,09	0,2	•	51	+	+	+	+	+	+
•	•	•	•	•	0,06	0,03	•	30	0	-	0	0	0	0
26	26	13	0,7	572	0,05	0,03	0,05	10	+	+	+	+	+	+
40	30	11	0,6	71	0,03	0,04	0,12	26	+	+	+	+	+	+
•	•	•	•	•	•	•	•	•	+	+	+	+	+	+
•	•	•	•	•	•	•	•	•	+	+	+	+	+	+
54	54	13	1,6	280	0,06	0,1	•	10	+	+	+	+	+	+
15	100	30	1,9	50	0,32	0,15	•	25	+	0	0	+	+	+
22	91	•	1,3	53,	0,23	0,16	•	17	+	0	0	+	0	+
•	•	•	•	•	•	•	•	•	+	0	0	+	0	+
20	62	20	1,5	43	0,1	0,06	0,05	9	+	0	0	+	0	+
32	49	13	2,0	650	0,07	0,08	0,25	36	+	+	+	+	+	+
109	51	49	2,7	783	0,23	0,11	0,1	93	+	+	+	+	+	+
•	•	•	•	•	0,23	0,11	0,1	95	+	+	+	+	+	+
•	•	•	•	•	•	•	•	•	+	+	+	+	+	+
214	38	•	2,9	365	0,15	0,19	0,3	59	+	+	+	+	+	+
9	25	11	0,4	200	0,01	0,03	•	100	+	+	+	+	+	+
9	22	10	0,4	200	0,01	0,02	•	60	+	+	+	+	+	+
212	87	34	1,9	861	0,1	0,2	0,25	105	+	+	+	+	+	+
15	23	8	0,5	65	0,02	0,03	0,04	8	+	+	+	+	0	+

Zeichenerklärung: KH = Kohlenhydrate   BS = Ballaststoffe   Chol. = Cholesterin   Ü = Übergewicht   D = Diabetes Typ II
G = Gicht   HKK = Herz-Kreislauf-Krankheiten   O = Osteoporose   V = Verstopfung
• = keine Angaben   - = nicht geeignet   + = geeignet   0 = neutral

Lebensmittel (100 g verzehrbarer Anteil)	kcal	kJ	Eiweiß g	Fett g	KH g	BS g	Chol. mg	Natrium mg	Kalium mg
Gurke, Salz–Dill–	25	105	1,0	0,2	3,8	0,4	0	960	•
Ingwerwurzel	61	255	2,5	0,8	11,0	•	0	34	010
Kartoffel, roh	71	297	2,0	0,1	14,8	2,1	0	3	411
gekocht mit Schale	70	293	2,0	Spuren	14,8	1,7	0	3	443
geröstet	121	506	3,1	1,0	25,0	2,0	0	•	785
Chips	539	2255	5,5	39,4	40,5	•	0	•	450
Pommes frites, verzehrsfertig	264	1105	4,2	14,5	35,7	4,0	0	6	026
Trockenkartoffel	337	1410	7,1	0,9	75,0	20,0	0	13	2100
Kerbel	50	209	4,4	0,4	7,3	4,3	0	•	•
Knoblauchzehe, roh	135	565	6,1	0,1	27,5	•	0	•	•
Knollensellerie, roh	18	75	1,6	0,3	2,3	4,2	0	77	310
gekocht	20	84	1,4	0,3	2,8	4,0	0	60	240
Kohlrabi, roh	25	105	2,0	0,1	3,7	1,4	0	32	372
Kohlrübe, roh	35	146	1,1	0,2	7,0	2,7	0	10	227
Kopfsalat	12	50	1,3	0,2	1,1	1,5	0	8	172
Kürbis, roh	25	105	1,0	0,1	5,0	2,2	0	1	383
Löwenzahnblatt	45	188	2,6	0,6	9,1	2,0	0	76	435
Maiskorn in der Dose	110	460	3,2	1,5	21,0	2,0	0	209	230
Mangold, roh	14	59	2,1	0,3	0,7	2,0	0	90	376
Maniok	132	552	1,0	0,2	31,9	2,9	0	•	394
Meerrettich, roh	61	255	2,0	0,3	11,7	3,6	0	9	554
Möhre (Karotte), roh	27	113	1,1	0,2	5,2	3,4	0	60	290
gekocht	18	75	0,8	0,2	3,1	3,0	0	42	189
in Dosen	30	126	0,6	0,3	3,6	3,0	0	61	140
getrocknet	204	854	6,8	1,4	41,0	27,0	0	495	2640
Saft, ungesüßt	22	92	0,6	Spuren	4,8	•	0	52	219
Paprikaschote, roh	20	84	1,2	0,3	2,9	3,6	0	2	177
gedünstet	19	80	1,0	0,3	3,1	1,5	0	1	149
Pastinake, roh	22	92	1,3	0,4	2,9	11,6	0	8	469
Petersilienblatt	50	209	4,4	0,4	7,3	4,3	0	33	1000
Petersilienwurzel, roh	40	167	2,9	0,5	5,0	4,0	0	12	880
Porree (Lauch), Blätter, roh	25	105	2,2	0,3	3,2	2,3	0	5	235
Knolle, roh	26	109	2,4	0,3	3,5	3,0	0	5	200
Portulak, roh	26	109	1,5	0,3	4,3	2,0	0	2	390
Radieschen	13	54	1,1	0,1	2,0	1,0	0	17	255
Rettich	13	54	1,0	0,2	1,9	2,5	0	18	322
Rhabarber, roh	13	54	0,6	0,1	1,4	3,2	0	2	270
gekocht	7	29	0,5	0,1	1,0	2,0	0	1	182
Römersalat	20	84	2,1	Spuren	2,0	1,8	0	•	•

Calcium mg	Phosphor mg	Magnesium mg	Eisen mg	Vit. A µg	Vit. B1 mg	Vit. B2 mg	Vit. B6 mg	Vit. C mg	Ü	D	G	HKK	O	V
									geeignet bei					
30	30	•	1,6	•	0,01	0,02	•	2	+	+	+	+	0	+
97	140	130	17,0	•	•	•	•	•	0	0	0	0	0	0
6	50	20	0,4	1	0,1	0,05	0,3	17	+	+	+	+	0	+
10	50	•	0,8	2	0,1	0,05	0,2	14	+	+	+	+	0	+
24	78	•	1,6	•	•	•	•	25	0	0	0	0	0	+
1000	52	147	64	2,3	10	0,22	0,1	•	8	–	–	0	–	0
20	112	•	19	•	0,14	0,09	•	30	–	–	0	–	0	0
25	103	•	3,7	63	0,25	0,15	0,4	26	0	0	0	0	0	0
•	•	•	•	•	•	•	•	•	+	+	+	+	+	+
38	134	•	1,4	•	0,2	0,08	•	14	+	+	+	+	0	0
68	80	9	0,5	3	0,04	0,07	0,2	8	+	+	+	+	+	+
51	90	5	0,4	•	0,04	0,05	•	5	+	+	+	+	+	+
68	51	43	0,9	33	0,05	0,05	0,07	63	+	+	+	+	+	+
47	39	11	0,5	17	0,07	0,07	0,2	33	+	+	+	+	+	+
20	22	9	0,3	240	0,06	0,08	0,06	13	+	+	+	+	+	+
22	44	8	0,8	127	0,05	0,07	0,1	12	+	+	+	+	0	+
173	70	36	3,1	1300	0,2	0,17	•	33	+	+	+	+	+	+
•	•	•	•	•	•	•	•	•	0	0	0	0	0	0
103	39	•	2,7	588	0,09	0,16	•	39	+	+	+	+	+	+
37	38	•	1,2	•	•	•	•	•	30	–	–	0	0	0
105	65	33	1,4	4	0,14	0,11	0,2	114	+	+	+	+	+	+
41	36	17	2,1	1600	0,07	0,05	0,3	7	+	+	+	+	+	+
37	30	•	0,6	•	0,06	0,03	•	5	+	+	+	+	+	+
24	22	•	0,7	•	0,02	0,02	0,02	3	+	+	+	+	+	+
256	103	•	4,7	•	0,3	0,3	•	19	0	0	0	0	0	0
27	31	•	•	437	•	•	•	4	+	+	+	+	0	+
10	26	12	0,7	180	0,07	0,05	0,27	140	+	+	+	+	0	+
9	20	11	0,6	100	0,05	0,04	0,4	105	+	+	+	+	0	+
51	73	22	0,6	4	0,08	0,13	0,1	18	+	+	+	+	+	+
245	128	41	6,0	0,02	0,14	0,3	0,2	166	+	+	+	+	+	+
39	56	26	0,9	5	0,1	0,1	0,23	41	+	+	+	+	+	+
87	46	18	1,0	167	0,09	0,07	0,26	26	+	+	+	+	+	+
87	54	15	1,1	•	0,1	0,06	0,25	30	+	+	+	+	+	+
95	35	151	3,6	177	0,03	0,1	0,15	22	+	+	+	+	+	+
35	28	8	1,2	4	0,04	0,04	0,06	27	+	+	+	+	0	+
32	30	15	0,8	1,6	0,03	0,03	0,06	29	+	+	+	+	0	+
52	24	13	0,5	12	0,02	0,03	0,04	10	+	+	0	+	+	+
48	18	10	0,4	10	0,01	0,02	0,03	6	+	+	0	+	+	+
•	•	•	•	•	•	•	•	•	+	+	+	+	+	+

Zeichenerklärung: KH = Kohlenhydrate   BS = Ballaststoffe   Chol. = Cholesterin   Ü = Übergewicht   D = Diabetes Typ II
G = Gicht   HKK = Herz-Kreislauf-Krankheiten   O = Osteoporose   V = Verstopfung
• = keine Angaben   – = nicht geeignet   + = geeignet   0 = neutral

Lebensmittel (100 g verzehrbarer Anteil)	kcal	kJ	Eiweiß g	Fett g	KH g	BS g	Chol. mg	Natrium mg	Kalium mg
Rosenkohl, roh	38	159	4,9	0,3	3,3	4,4	0	7	390
gekocht	30	126	4,2	0,3	3,0	3,0	0	5	273
Rote Bete, roh	41	172	1,6	0,1	8,5	2,5	0	62	335
gekocht	25	105	1,1	0,1	5,0	2,0	0	48	208
Saft	38	159	1,0	Spuren	8,0	•	0	200	242
Rotkohl (Blaukraut), roh	21	88	1,5	0,2	3,2	2,5	0	4	267
Sauerampferblatt	23	96	2,3	0,4	2,0	3,0	0	4	362
Sauerkraut	16	67	1,5	0,3	0,8	2,2	0	355	288
Schnittlauch	27	113	3,6	0,7	1,6	6,0	0	3	434
Schwarzwurzel, roh	16	67	1,4	0,4	1,6	17,0	0	5	320
gekocht	17	71	1,3	0,4	2,0	•	0	4	224
Spargel, roh	18	75	1,9	0,1	2,2	1,5	0	4	203
gekocht	13	54	1,7	0,1	1,2	1,5	0	3	114
Spinat, Blatt-, roh	15	63	2,5	0,3	0,6	2,6	0	65	633
gekocht	12	50	2,3	0,3	0,5	2,1	0	46	324
TK–Ware	12	52	2,3	0,3	0,1	2,3	0	40	320
Saft	9	38	1,4	0,1	0,5	•	0	73	412
Squash	47	197	1,4	0,2	11,7	0,8	0	•	351
Süßkartoffel (Batate), roh	96	402	1,6	0,6	21,0	8,0	0	4	400
Taroknolle	104	435	2,0	0,3	24,0	3,8	0	•	433
Tomate, roh	17	71	1,0	0,2	2,6	1,0	0	3	242
in Dosen	19	80	1,2	0,2	2,7	•	0	9	193
Mark, gesalzen	50	209	2,3	0,5	5,5	0,5	0	590	1160
Saft	17	71	0,8	0,1	2,9	0,1	0	5	230
Topinambur, roh	29	121	2,4	0,4	4,0	13,0	0	•	480	10
Wegerichblatt, roh	119	498	1,0	0,2	28,3	6,0	0	•	350
gekocht	129	540	1,0	0,1	31,1	6,0	0	4	330
Weiße Rübe, roh	25	105	1,0	0,2	4,7	3,0	0	58	240
Weißkohl (Weißkraut), roh	22	92	1,3	0,2	4,2	3,0	0	13	208
getrocknet, ungeschwefelt	219	916	12,4	1,5	39,0	41,0	0	•	2205
Wirsingkohl, roh	32	134	3,0	0,4	2,4	2,5	0	9	275
gekocht	25	105	2,2	0,4	3,1	2,0	0	6	210
Yamknolle	101	423	2,0	0,1	23,1	3,3	0	•	393
Zucchino	19	80	1,6	0,4	2,2	1,1	0	3	152
Zuckermais, roh	90	377	3,0	1,2	15,8	4,0	0	Spuren	300
gedünstet	54	226	2,7	1,2	8,0	4,0	0	Spuren	176
Zwiebel, roh	33	138	1,3	0,3	4,9	1,8	0	9	175
getrocknet	200	837	10,8	0,9	35,3	36,5	0	105	1040

* keine Angaben

** Falls nicht extra angegeben, beziehen sich alle Angaben bei Gemüse, Salat und Kräutern auf die geputzte, küchenfertige Rohware.

Calcium mg	Phosphor mg	Magnesium mg	Eisen mg	Vit. A µg	Vit. B1 mg	Vit. B2 mg	Vit. B6 mg	Vit. C mg	Ü	D	G	HKK	O	V
31	80	22	1,5	75	0,1	0,16	0,3	112	+	+	+	+	0	+
32	72	18	0,8	52	0,08	0,14	0,2	87	+	+	+	+	0	+
29	45	25	0,9	2	0,03	0,04	0,05	10	+	+	+	+	0	+
22	36	20	0,5	•	•	•	•	•	+	+	+	+	0	+
2	29	•	•	•	•	•	•	3	+	+	+	+	+	+
35	32	18	0,5	2,5	0,07	0,05	0,15	50	+	+	+	+	+	+
54	71	41	8,5	583	•	•	•	47	+	+	+	+	+	+
48	43	14	0,6	3,0	0,03	0,05	0,2	20	+	+	+	+	+	+
129	75	44	1,9	50	0,14	0,15	•	47	+	+	+	+	+	+
53	76	23	3,3	3	0,11	0,03	•	4	+	+	+	+	+	+
47	61	•	2,9	•	0,08	0,04	•	3	+	+	+	+	+	+
26	46	18	0,7	87	0,11	0,11	0,06	20	+	+	0	+	+	+
18	38	15	0,6	45	0,09	0,1	0,04	16	+	+	-	+	0	+
126	55	58	4,1	781	0,1	0,2	0,2	51	+	+	+	+	+	+
126	41	46	2,2	•	0,07	0,16	•	29	+	+	+	+	+	+
120	45	46	2,1	500	0,09	0,16	•	29	+	+	+	+	+	+
1	44	40	1,5	•	0,01	0,08	•	29	+	+	+	+	+	+
27	43	•	0,8	•	•	•	•	14	+	+	+	+	+	0
35	45	25	0,8	1000	0,06	0,05	0,3	30	0	0	0	0	0	+
31	61	31	1,1	•	•	•	•	6	-	-	0	0	0	+
9	18	14	0,6	84	0,06	0,04	0,1	25	+	+	+	+	0	0
27	11	13	0,5	102	0,06	0,03	•	17	+	+	+	+	0	0
60	34	32	•	207	0,09	0,06	+	9	0	0	0	-	0	0
15	15	9,5	0,6	90	0,05	0,04	0,1	17	+	+	+	+	0	0
80	20	3,7	2	0,2	0,06	•	4	+	+	+	+	+	0	+
7	35	33	0,5	60	0,05	0,05	•	20	+	+	+	+	0	+
9	34	34	0,4	60	•	0,01	•	3	+	+	+	+	0	+
50	28	7	0,4	12	0,04	0,05	0,08	20	+	+	+	+	+	+
49	29	20	0,5	12	0,05	0,05	0,1	47	+	+	+	+	+	+
405	287	•	3,9	133	0,5	0,4	•	211	0	0	0	0	0	0
47	55	12	0,9	6,5	0,05	0,07	0,2	50	+	+	+	+	+	+
45	40	9	0,6	12	0,04	0,06	•	35	+	+	+	+	+	+
25	44	•	0,9	•	•	•	•	10	0	0	0	0	0	0
30	25	•	1,5	31	0,2	0,09	0,1	16	+	+	+	+	+	+
2	83	27	0,5	8	0,15	0,12	0,2	12	0	-	+	+	0	+
7	93	36	0,4	8	0,11	0,1	0,2	7	+	0	+	+	0	+
27	42	11	0,5	1,2	0,03	0,03	0,13	10	+	+	+	+	0	+
162	243	•	3,3	43	0,26	0,18	0,5	42	0	0	0	0	0	0

Zeichenerklärung: KH = Kohlenhydrate BS = Ballaststoffe Chol. = Cholesterin Ü = Übergewicht D = Diabetes Typ II
G = Gicht HKK = Herz-Kreislauf-Krankheiten O = Osteoporose V = Verstopfung
• = keine Angaben - = nicht geeignet + = geeignet 0 = neutral

Lebensmittel (100 g verzehrbarer Anteil)	kcal	kJ	Eiweiß g	Fett g	KH g	BS g	Chol. mg	Natrium mg	Kalium mg
OBST UND OBSTPRODUKTE··									
Acerolakirsche, roh	16	67	0,2	0,2	2,6	2,0	0	5	83
Konzentrat, fest	261	1092	5,6	1,2	57,0	•	0	210	2330
Saft	22	92	0,3	0,3	4,5	•	0	3	•
Ananas, roh	57	238	0,4	0,2	13,5	1,5	0	2	172
in Dosen	84	352	0,4	0,2	20,2	1,0	0	1	75
Saft, ungezuckert	56	234	0,4	0,1	12,0	Spuren	0	1	149
Vollfruchtpüree, ungezuckert (D)	95	398	0,5	0,2	22,0	1,2	0	2	173
Apfel, ungeschält, roh	54	226	0,3	0,6	10,4	2,0	0	3	144
getrocknet (geschwefelt)	264	1105	1,2	1,6	61,1	8,0	0	10	622
Mus, gezuckert	79	331	0,2	0,1	19,2	2,0	0	2	114
Saft	47	197	0,1	Spuren	11,7	Spuren	0	2	109
Gelee	257	1075	•	•	60,0	Spuren	0	15	49
Apfelsine (Orange), roh	44	184	1,0	0,2	8,3	1,6	0	1	189
Saft, frischgepreßt	47	197	0,7	0,2	10,5	Spuren	0	1	157
Saft aus Konzentrat	49	205	0,7	0,2	11,0	•	0	1	186
Marmelade	243	1017	0,4	0	60,4	0,5	0	11	53
Aprikose, roh	47	197	1,0	0,2	8,5	1,5	0	2	280
getrocknet	240	1004	5,0	0,5	47,9	8.6	0	11	1370
in Dosen	71	297	0,6	0,1	17,0	2,0	0	13	171
Konfitüre	258	1079	0,4	0	64,0	•	0	•	104
Nektar, ca. 40 % Fruchtgehalt	60	251	0,3	0,1	14,4	•	0	Spuren	151
Avocado	223	933	1,9	23,5	0,4	6,3	0	3	503
Banane, roh	81	339	1,1	0,2	21,4	1,8	0	1	382
getrocknet (Chips)	326	1364	4,4	0,8	75,2	12,0	0	4	1477
Birne, roh	55	230	0,5	0,3	12,4	3,3	0	2	128
getrocknet	213	892	3,1	1,8	46,0	13,5	0	7	573
in Dosen	76	318	0,3	0,2	18,3	2,0	0	4	65
Nektar, ca. 40 % Fruchtgehalt	55	230	0,3	0,2	12,9	0,5	0	1	39
Boysenbeere	34	142	1,0	Spuren	7,0	•	0	•	•
Brombeere, roh	49	205	1,2	1,0	6,2	3,2	0	2	180
Konfitüre	237	992	0,5	0	58,7	2,0	0	•	•
Saft	38	159	0,3	0,6	7,8	0	0	1	170
Carissa	50	209	Spuren	Spuren	10,0	•	0	•	•
Cherimoya (Anone)	63	264	1,5	0,3	13,6	1,0	•	•	•
Dattel, getrocknet	273	1142	2,0	0,5	65,2	9,0	0	18	649
Ebereschenfrucht	89	372	1,5	Spuren	20,3	2,4	0	Spuren	234

Calcium mg	Phosphor mg	Magnesium mg	Eisen mg	Vit. A µg	Vit. B1 mg	Vit. B2 mg	Vit. B6 mg	Vit. C mg	geeignet bei Ü	D	G	HKK	O	V
12	17	0	0,2	28	0,02	0,06	0,1	1700	0	0	0	0	0	0
1	212	Spuren	Spuren	•	0,5	0,7	•	17000	0	0	0	0	0	0
10	9	•	0,5	•	0,02	0,06	•	1000	0	0	0	0	0	0
16	9	17	0,4	3	0,08	0,03	0,08	20	0	0	+	+	0	0
13	6	8	0,3	7	0,08	0,02	0,07	7	–	–	+	+	0	0
12	9	12	0,7	8	0,05	0,02	•	9	0	–	0	0	0	0
16	9	17	0,4	10	0,08	0,03	0,08	19	–	–	0	0	0	0
7	12	6	0,5	4,3	0,04	0,03	0,1	12	+	+	+	+	0	+
31	51	•	1,2	•	0,1	0,11	•	11	0	0	0	0	0	+
4	6	10	0,4	6	0,01	0,02	0,06	2	0	–	0	0	0	0
7	8	4	0,3	7	0,02	0,03	0,05	1	0	0	0	0	0	0
10	3	•	•	•	•	•	•	•	–	–	0	0	0	–
42	22	14	0,4	11	0,09	0,04	0,1	50	+	+	+	+	+	+
11	16	12	0,2	12	0,1	0,03	0,05	52	0	0	0	0	0	0
13	17	12	0,3	12	0,08	0,02	0,03	42	0	0	0	0	0	0
32	5	•	•	•	•	•	•	•	–	–	0	0	0	0
17	22	9	0,6	265	0,04	0,05	0,07	10	+	+	+	+	0	+
82	111	50	4,4	5790	0,01	0,11	0,17	12	0	0	0	0	0	+
11	15	9	0,7	123	0,02	0,02	0,05	4	0	–	0	0	0	0
8	11	•	•	•	0,01	0,02	•	•	–	–	0	0	0	0
9	12	•	0,2	105	0,01	0,01	•	3	–	–	0	0	0	0
10	38	29	0,6	12	0,08	0,15	0,5	13	–	0	0	0	0	+
8	27	36	0,7	8	0,05	0,06	0,37	11	0	–	0	0	0	0
32	104	•	2,8	13	0,2	0,2	•	7	–	–	0	0	0	+
9	13	8	0,3	2,5	0,03	0,04	0,02	5	+	+	+	+	0	+
35	48	•	1,3	21	0,01	0,18	•	7	–	–	0	0	0	+
6	8	4	0,4	2	0,01	0,02	0,01	2	–	–	0	0	0	+
3	5	•	0,1	Spuren	Spuren	0,02	•	Spuren	–	–	0	0	0	0
•	•	•	•	•	•	•	•	•	+	+	0	0	0	0
44	30	30	0,9	45	0,03	0,04	0,05	17	+	+	0	0	+	+
•	14	•	•	•	•	•	•	•	–	–	0	0	–	–
12	12	•	0,9	•	0,02	0,03	•	10	+	0	+	+	0	0
•	•	•	•	•	•	•	•	•	+	0	+	+	0	+
15	40	•	0,6	0	0,09	0,11	•	25	–	–	0	0	0	0
61	60	50	2,5	25	0,04	0,09	0,1	2	–	–	0	0	0	+
42	33	17	2,0	408	•	•	•	98	0	0	0	0	0	0

Zeichenerklärung: KH = Kohlenhydrate BS = Ballaststoffe Chol. = Cholesterin Ü = Übergewicht D = Diabetes Typ II
G = Gicht HKK = Herz-Kreislauf-Krankheiten O = Osteoporose V = Verstopfung
• = keine Angaben – = nicht geeignet + = geeignet 0 = neutral

Lebensmittel (100 g verzehrbarer Anteil)	kcal	kJ	Eiweiß g	Fett g	KH g	BS g	Chol. mg	Natrium mg	Kalium mg
Erdbeere, roh	33	138	0,8	0,5	5,5	1,6	0	2	147
in Dosen	77	322	0,6	0,2	18,1	1,0	0	8	96
TK–Ware	33	138	0,8	0,4	6,5	2,0	0	2	156
Konfitüre	234	979	0,4	0	58,2	0,5	0	•	62
Feige, frisch, roh	60	251	1,3	0,4	12,9	2,0	0	2	217
kandiert	296	1238	3,5	0,2	70,0	6,0	0	•	•
getrocknet	243	1017	3,9	1,3	54,0	12,9	0	•	•
Granatapfelkerne	78	326	0,8	0,8	16,8	3,0	0	•	•
Granatapfelsaft, frisch, roh	69	287	0,2	Spuren	16,7	3,1	0	1	200
Grapefruit, roh	43	180	0,6	0,2	9,0	1,6	0	2	180
Saft, frischgepreßt	41	172	0,6	0,1	9,0	•	0	2	129
Saft in Dosen, ungezuckert	48	201	0,5	0,1	11,3	•	0	1	149
Guave, frisch, roh	38	159	0,8	0,8	6,4	10,4	0	•	•
in Dosen mit Sirup	67	280	0,6	Spuren	15,7	4	0	7	120
Hagebutte, roh	92	384	3,6	Spuren	19,3	6,0	0	146	291
Fleisch und Schale	89	372	2,0	0,7	18,7	4,0	0	•	•
Konfitüre (Hiffenmark)	257	1975	0,5	Spuren	63,8	2,0	0	5	165
Heidelbeere, Wald–, roh	38	159	0,7	0,6	6,1	4,9	0	1	73
Vollfruchtmark, ungesüßt (D)	32	134	0,6	0,6	7,0	2,8	0	2	85
Vollfruchtmark mit Fruchtzucker (D)	70	293	0,5	0,5	15,0	2,5	0	2	76
im Glas, ungezuckert, Gesamtinhalt	24	100	0,4	0,4	3,9	•	0	•	•
im Glas, gezuckert, Gesamtinhalt	81	339	0,7	0,5	18,3	3,0	0	2	63
Konfitüre	243	1017	0,3	0	60,4	2,0	0	•	64
Kulturheidelbeere	83	347	0,7	0,5	19,0	5,0	0	•	80
TK–Ware, ungezuckert	83	347	0,7	0,5	19,0	5,0	0	1	70
Himbeere, roh	32	134	1,3	0,4	4,8	4,7	0	1	169
im Glas, ungezuckert	26	109	0,7	0,1	5,5	4,5	0	1	114
im Glas, gezuckert	76	318	0,7	0,3	20,2	4,0	0	7	92
Saft, frischgepreßt	30	126	0,3	0	7,1	•	0	3	153
Sirup	274	1146	Spuren	0	65,8	0	0	2	90
Konfitüre	248	1038	0,6	0	61,3	2,0	0	•	•
Gelee	260	1088	Spuren	0	63,5	0	0	•	72
Holunderbeere, schwarz, roh	54	226	2,6	1,7	7,4	6,5	0	1	303
Saft, ungezuckert	40	167	2,0	Spuren	7,5	•	0	1	288
Honigmelone, Fruchtfleisch	54	226	0,9	0,1	12,4	0,7	0	20	330
Jackfrucht	68	285	1,1	0,5	14,6	9,7	0	•	•
Johannisbeere, rot	33	138	1,1	0,2	4,9	3,5	0	1	238
Gelee	267	1117	Spuren	0	65,0	0	0	4	80
Konfitüre	244	1021	0,5	0	58,9	3,0	0	•	•

Calcium mg	Phosphor mg	Magnesium mg	Eisen mg	Vit. A µg	Vit. B1 mg	Vit. B2 mg	Vit. B6 mg	Vit. C mg	Ü	D	G	HKK	O	V
24	25	15	1,0	3	0,03	0,06	0,06	62	+	+	+	+	0	+
7	25	22	1,9	•	0,01	0,03	0,03	30	–	–	0	0	0	0
24	25	15	1,0	13	0,03	0,06	•	60	+	+	+	+	0	+
9	10	•	•	•	0,01	0,01	•	9	–	–	0	0	0	0
54	32	20	0,6	8	0,06	0,05	0,1	3	–	–	0	0	0	0
•	•	•	•	•	•	•	•	•	–	–	0	0	0	0
•	•	•	•	•	•	•	•	•	–	–	0	0	0	+
•	•	•	•	•	•	•	•	•	–	–	0	0	0	+
3	8	3	0,2	0	0,02	0,03	•	8	0	–	0	0	0	0
18	16	10	0,4	34	0,06	0,03	0,03	44	+	+	+	+	0	+
8	13	9	0,3	Spuren	0,04	0,02	0,01	40	+	+	+	+	0	+
8	13	8	0,5	2	0,03	0,02	0,01	35	+	+	+	+	0	0
•	•	•	•	•	•	•	•	•	+	+	+	+	+	0
8	11	6	•	0	0,04	0,03	•	180	–	–	0	0	0	0
257	258	104	0,5	800	0,06	0,07	0,05	1250	0	0	0	0	0	0
•	•	•	•	•	•	•	•	1500	0	0	0	0	0	0
71	•	•	•	•	•	•	•	51	–	–	0	0	0	0
13	11	2	0,9	6	0,02	0,02	0,06	22	+	+	+	+	0	+
10	11	4	0,9	17	0,02	0,02	0,06	28	+	+	0	0	0	+
9	10	4	0,8	17	0,02	0,02	0,06	25	–	0	0	0	0	+
11	6	•	•	4	0,01	0,01	•	12	+	+	+	+	0	0
12	16	4	2,6	Spuren	0,03	0,04	•	8	–	–	0	0	0	0
•	14	•	•	•	•	•	•	•	–	–	0	0	0	0
15	13	6	1,0	10	0,03	0,06	•	14	0	0	0	0	0	+
10	11	•	0,8	18	0,03	0,06	•	7	0	0	0	0	0	+
40	44	30	1,0	4	0,03	0,07	0,08	25	+	+	+	+	+	+
15	15	•	0,6	5	0,01	0,04	•	9	+	+	+	+	0	+
18	13	13	1,8	•	0,01	0,06	0,04	5	–	–	0	0	0	+
18	13	16	2,6	7	0,03	•	•	25	+	+	+	+	0	0
16	15	7	2,0	•	0,06	0,03	0,03	16	–	–	0	0	0	0
•	16	•	••	•	•	•	•	3	–	–	0	0	0	0
•	5	•	•	•	•	•	•	•	–	–	0	0	0	0
37	57	•	1,6	60	0,07	0,07	0,25	18	0	0	0	0	+	+
5	45	•	•	•	0,03	0,06	0,09	26	+	+	+	+	0	0
6	21	10	0,2	783	0,06	0,02	•	32	+	+	+	+	0	+
•	•	•	•	•	0,03	0,11	•	9	+	+	+	+	+	+
29	27	13	0,9	4	0,04	0,03	0,05	36	+	+	+	+	+	+
6	•	•	•	•	•	•	•	•	–	–	0	0	0	0
•	20	•	•	•	•	•	•	21	–	–	0	0	0	

Zeichenerklärung: KH = Kohlenhydrate   BS = Ballaststoffe   Chol. = Cholesterin   Ü = Übergewicht   D = Diabetes Typ II
G = Gicht   HKK = Herz-Kreislauf-Krankheiten   O = Osteoporose   V = Verstopfung
• = keine Angaben   – = nicht geeignet   + = geeignet   0 = neutral

Lebensmittel (100 g verzehrbarer Anteil)	kcal	kJ	Eiweiß g	Fett g	KH g	BS g	Chol. mg	Natrium mg	Kalium mg
Nektar	56	234	0,4	Spuren	13,2	•	0	Spuren	110
Johannisbeere, schwarz	39	163	1,3	0,2	6,1	6,8	0	1	310
Nektar	54	226	0,4	Spuren	13,0	•	0	5	98
Johannisbeere, weiß	31	140	0,9	Spuren	6,7	3,0	0	2	268
Kakifrucht	71	297	0,6	0,3	16,5	2,5	0	4	170
Kaktusfeige	36	151	0,8	0,7	7,1	5,0	0	•	90
Kapstachelbeere	92	74	310	2,7	1,1	12,9	•	0	•
Karambole (Sternfrucht)	23	96	1,2	0,5	3,5	3,2	0	•	•
Kirsche, Süß-, roh	59	247	0,9	0,4	14,2	1,3	0	3	229
Kirsche, Sauer-, roh	50	209	1,1	0,4	9,9	1,1	0	2	114
im Glas, gezuckert	83	347	0,7	0,2	19,6	1,5	0	2	131
Konfitüre	250	1046	0,4	0	62,2	1,0	0	90	9
Kiwi	50	209	0,9	0,6	10,3	2,1	0	4	295
Korinthe, getrocknet	266	1113	1,7	Spuren	63,1	7,0	0	20	710
Litchi	73	305	0,9	0,2	17,0	1,6	0	3	182
Loganbeere, roh, ganze Frucht	18	75	1,1	Spuren	3,4	6,0	0	3	260
in Dosen	107	448	0,6	•	26,2	3,0	0	1	97
Mandarine, roh	45	188	0,6	0,2	10,2	2,0	0	2	210
in Dosen, gezuckert	64	268	0,8	Spuren	15,2	•	0	•	•
Saft, ungezuckert	44	184	9,5	0,2	10,1	•	0	1	158
Mango, roh	56	234	0,5	0,3	12,8	1,7	0	7	190
in Dosen, gezuckert	85	356	0,3	Spuren	20,3	1,0	0	3	100
Vollfruchtpüree, ungezuckert (D)	62	259	0,6	0,3	15,0	1,0	0	5	202
Maulbeere, ganze Frucht	39	163	1,3	Spuren	8,1	2,0	0	•	•
Mirabelle	67	280	0,7	0,2	15,0	0,9	0	Spuren	230
Mispel, Fruchtfleisch	46	193	0,5	Spuren	10,6	2,1	0	6	250
Moosbeere	39	163	0,4	0,7	3,9	3,9	0	2	90
Nektarine	54	226	0,9	Spuren	12,4	2,0	0	9	270
Oliven, grün, mariniert	131	548	1,4	13,3	1,5	2,4	0	2250	49
Oliven, schwarz, mariniert	351	1469	2,2	35,8	4,9	•	0	3288	•
Papaya, roh	13	54	0,6	0,1	2,4	1,9	0	3	200
Vollfruchtmark, ungezuckert (D)	42	176	0,5	0,1	10,0	1,9	0	3	211
Passionsfrucht (Maracuja)	56	234	2,8	0,4	9,5	1,5	0	28	350
Pfirsich, roh	47	197	0,7	0,1	10,8	1,9	0	1	204
getrocknet	248	1038	3,1	0,7	57,4	10,2	0	13	1145
in Dosen, gezuckert	75	314	0,5	0,1	18,1	1,1	0	3	130

Calcium mg	Phosphor mg	Magnesium mg	Eisen mg	Vit. A µg	Vit. B1 mg	Vit. B2 mg	Vit. B6 mg	Vit. C mg	Ü	D	G	HKK	O	V
7	7	•	0,3	4	Spuren	Spuren	+	6	–	–	0	0	0	0
43	40	17	1,3	13	0,05	0,05	0,06	189	+	+	+	+	+	+
15	10	•	0,3	4	Spuren	Spuren	•	30	–	–	0	0	0	0
30	23	9	1,0	0	0,08	0,02	•	35	+	+	+	+	+	+
10	20	8	0,3	•	266	0,02	0,02	•	16	0	0	+	+	0
24	28	•	0,3	9	0,01	0,03	•	25	+	+	0	+	0	+
•	•	•	•	•	•	0,06	0,04	•	30	+	+	0	+	0
•	•	•	•	•	0,05	0,03	•	35	+	+	0	+	0	+
17	20	11	0,4	58	0,04	0,04	0,05	15	+	+	0	+	0	+
8	19	8	0,5	50	0,05	0,06	•	12	+	+	0	+	0	+
12	14	21	0,5	70	0,03	0,02	0,01	4	–	–	0	0	0	+
•	9	•	•	•	•	•	•	1	–	–	0	0	0	0
40	31	24	0,8	•	0,02	0,05	•	71	+	+	0	+	+	+
95	40	36	1,8	•	0,03	0,08	•	0	–	–	0	0	+	+
8	30	10	0,4	0	0,03	0,05	•	35	0	0	0	0	0	0
35	24	25	1,4	13	0,02	0,03	•	35	+	+	0	0	0	+
18	23	11	1,4	70	0,01	0,02	•	35	–	–	0	+	0	+
33	19	11	0,4	71	0,06	0,03	0,02	32	+	+	+	+	0	+
•	•	•	•	•	•	•	•	•	0	–	0	0	0	0
18	14	•	0,2	42	0,06	0,02	•	22	0	0	0	0	0	0
10	13	18	0,4	201	0,05	0,04	•	37	0	0	0	0	0	+
10	10	7	0,4	•	0,02	0,03	•	10	–	–	0	0	0	0
11	13	18	0,4	750	0,04	0,05	•	40	0	0	0	0	0	0
•	•	•	•	•	•	•	•	•	+	+	0	0	0	+
12	33	15	0,5	38	0,06	0,04	•	7	+	+	0	+	0	+
30	28	11	0,5	133	0,03	0,2	•	2	0	0	0	0	0	+
14	10	7	0,9	3	0,03	0,02	•	11	+	+	0	0	0	+
4	24	13	0,5	•	0,02	0,05	•	8	+	0	0	0	0	+
96	17	19	1,7	48	0,03	0,08	0,02	0	–	–	0	–	+	+
•	29	•	•	•	•	•	•	•	–	–	0	–	0	0
23	15	40	0,4	160	0,03	0,04	•	80	+	+	0	+	0	+
21	16	40	0,4	100	0,03	0,04	•	30	0	0	0	0	0	0
16	54	39	1,1	108	0,02	0,1	•	20	+	+	0	+	0	+
8	21	9	0,5	15	0,03	0,05	0,03	10	+	+	0	+	0	+
46	122	54	6,5	83	0,01	0,14	0,15	17	–	–	0	0	0	+
4	13	5	0,3	29	0,01	0,02	0,02	4	–	–	0	0	0	0

(Die letzten sechs Spalten Ü, D, G, HKK, O, V stehen unter der Überschrift „geeignet bei".)

Zeichenerklärung: KH = Kohlenhydrate BS = Ballaststoffe Chol. = Cholesterin Ü = Übergewicht D = Diabetes Typ II
G = Gicht HKK = Herz-Kreislauf-Krankheiten O = Osteoporose V = Verstopfung
• = keine Angaben – = nicht geeignet + = geeignet 0 = neutral

Lebensmittel (100 g verzehrbarer Anteil)	kcal	kJ	Eiweiß g	Fett g	KH g	BS g	Chol. mg	Natrium mg	Kalium mg
Pflaume (Zwetschge), roh	51	213	0,6	0,1	10,2	1,6	0	2	221
getrocknet (Backpflaume)	236	988	2,3	0,6	47,4	5,0	0	8	824
im Glas, gezuckert	71	297	0,5	0,1	18,1	1,5	0	12	118
Konfitüre (Pflaumenmus)	247	1033	0,3	Spuren	60,0	1,0	0	•	•
Trockenpflaume, Vollfruchtpüree (D)	130	544	0,9	0,3	25,0	6,0	0	3	332
Preiselbeere, roh	35	146	0,7	0,6	6,2	2,9	0	2	77
im Glas, gezuckert	187	782	0,5	0,3	44,4	2,1	0	16	69
im Glas, ungezuckert	35	146	0,7	0,6	6,5	2,5	0	9	72
Vollfruchtpüree mit Fruchtzucker (D)	83	347	0,2	0,5	19,0	1,8	0	2	62
Quitte, roh	38	159	0,4	0,3	8,3	6,0	0	3	201
Konfitüre	242	1013	0,2	0	58,8	3,0	0	•	•
Reineclaude	59	247	0,8	Spuren	13,5	2,3	0	1	243
Rosine, kernlos	287	1201	2,6	0,6	66,2	5,4	0	21	860
Sanddornbeere, roh	90	377	1,4	7,1	3,3	2,0	0	4	133
Saft, ungezuckert	44	184	0,9	2,3	4,8	•	0	6	209
Vollfruchtpüree, ungezuckert (D)	55	230	1,0	2,6	4,2	0,8	0	6	227
Vollfruchtpüree, gezuckert (D)	320	1339	0,5	1,5	75,0	0,4	0	9	231
Vollfruchtpüree mit Fruchtzucker (D)	145	607	0,7	2,4	27,0	0,6	0	5	159
Vollfruchtpüree mit Frutilose (D)	180	753	0,8	2,0	38,0	0,5	0	9	403
Stachelbeere, roh	37	155	0,8	0,2	7,0	3,0	0	1	179
im Glas, gezuckert	92	385	0,5	0,1	21,8	2,5	0	1	98
Sultanine	273	1442	1,8	Spuren	64,7	5,4	0	53	860
Wassermelone	38	159	0,6	0,2	8,3	0,2	0	1	158
Weintraubenbeere, roh	73	306	0,7	0,3	16,1	1,5	0	3	183
getrocknet (Rosine)	285	1192	2,3	0,5	66,2	5,6	0	144	630
Saft	71	297	0,2	Spuren	17,1	•	0	3	132
Zitrone, roh, Fruchtfleisch	40	167	0,9	0,5	3,2	4,3	0	3	144
Saft	26	109	0,4	0,1	2,4	•	0	1	138

• keine Angaben

** Wenn nicht anders angegeben, beziehen sich die Werte auf frisches, rohes Obst (verzehrfähiger Anteil, ohne Kerne und nichteßbare Schale). Die Vitamin A-Angaben basieren auf den Carotingehalten der pflanzlichen Produkte bzw. Rohstoffe.

D) Donath-Kelterei

Calcium mg	Phosphor mg	Magnesium mg	Eisen mg	Vit. A µg	Vit. B1 mg	Vit. B2 mg	Vit. B6 mg	Vit. C mg	geeignet bei Ü	D	G	HKK	O	V
14	18	10	0,4	65	0,07	0,04	0,05	5	+	0	0	0	0	+
41	73	27	2,3	23	0,15	0,12	0,15	4	–	–	0	0	0	+
10	14	•	1,1	11	0,03	0,03	•	2	–	–	0	0	0	+
•	9	•	•	•	•	•	•	•	–	–	0	0	0	0
20	28	14	0,7	50	0,1	0,06	0,07	6	0	–	0	0	0	–
14	10	6	0,5	4	0,02	0,02	0,01	12	0	0	0	0	0	+
11	8	10	•	•	•	•	•	•	0	0	0	0	0	+
13	14	10	1,5	•	•	•	•	•	+	+	0	0	0	+
12	8	5	0,4	3	0,01	0,02	0,01	10	–	0	0	0	0	0
10	19	8	0,7	6	0,03	0,03	•	14	0	0	0	0	0	0
•	9	•	•	•	•	•	•	•	–	–	0	0	0	0
13	25	10	1,1	30	•	•	•	6	+	0	0	0	0	+
80	110	45	2,3	5	0,1	0,08	0,11	1	–	–	0	0	0	+
42	9	30	0,4	250	0,03	0,21	0,11	450	0	0	0	0	0	0
•	•	9	•	•	•	•	•	266	+	+	0	0	0	0
35	9	25	0,4	317	0,03	0,2	0,1	300	+	+	0	0	0	0
69	15	53	0,7	17	0,02	0,1	0,07	180	–	–	0	0	0	0
25	6	18	0,3	217	0,02	0,1	0,07	200	–	0	0	0	0	0
32	21	31	0,8	217	0,05	0,2	0,2	200	–	–	0	0	0	0
24	30	15	0,6	18	0,02	0,02	0,02	34	+	+	0	0	+	+
11	9	•	0,3	23	•	•	•	10	–	–	0	0	0	+
52	95	35	1,8	30	0,1	0,08	•	0	–	–	0	0	0	–
11	15	3	0,4	87	0,05	0,05	0,07	6	+	+	+	+	0	+
15	20	9	0,5	5	0,05	0,03	0,07	4	–	–	0	0	0	+
31	100	65	2,7	5	0,1	0,1	•	1	–	–	0	0	+	+
12	12	9	0,4	•	0,04	0,02	0,02	1	–	–	0	0	0	0
19	16	20	0,6	Spuren	0,05	0,02	0,06	53	0	0	0	0	0	0
11	11	10	0,1	•	0,04	0,01	0,05	53	0	0	0	0	0	0

Zeichenerklärung: KH = Kohlenhydrate BS = Ballaststoffe Chol. = Cholesterin Ü = Übergewicht D = Diabetes Typ II
G = Gicht HKK = Herz-Kreislauf-Krankheiten O = Osteoporose V = Verstopfung
• = keine Angaben – = nicht geeignet + = geeignet 0 = neutral

Lebensmittel (100 g verzehrbarer Anteil)	kcal	kJ	Eiweiß g	Fett g	KH g	B3 g	Chol. mg	Natrium mg	Kalium mg
SÜSSUNGSMITTEL UND SÜSSWAREN									
Ahornsirup i.D.	270	1130	•	•	65,0	•	0	•	•
Apfeldicksaft (Apfelkraut,G)	262	1096	0,5	•	59,9	Spuren	0	•	•
Apfeldicksaft, ungezuckert (G)	276	1155	1,0	•	56,5	Spuren	0	•	•
Bananenvollfrucht mit Honig (D)	247	1033	0,9	0,1	61,0	1,2	0	5	260
Bienenhonig i.D.	325	1360	0,3	0	81,0	•	0	7	45
Birnendicksaft (Birnenkraut, D)	278	1163	0,7	•	66,3	Spuren	0	•	•
Bonbons, Hartkaramellen	398	1665	•	•	97,0	0	0	•	•
Milchkaramellen	404	1690	3,0	5,0	84,0	0	•	•	•
Brotaufstrich auf Nußbasis	530	2213	7,0	30,0	54,0	•	•	44	442
Geleefrüchte, perliert (H)	350	1464	0,8	0	84,0	Spuren	0	•	•
Gummibärchen	336	1406	6,0	•	76,0	Spuren	•	•	•
Fruchtgummi (H)	347	1452	6,6	0	78,0	Spuren	0	•	•
Fruchtwürze Friate (D)	354	1481	0,4	Spuren	83,0	Spuren	0	22	894
Fruchtzucker	410	1715	0	0	100	0	0	•	•
Frutilose (D)	290	1213	0,4	0	72,0	0	0	14	895
Kakaopulver, fettarm	280	1172	24,0	12,0	17,0	•	0	60	1500
Kaugummi mit Zucker	322	1347	0	0	78,5	•	•	•	•
1 Stück zu 3,3 g	11	46	0	0	2,6	•	•	•	•
Kokosflocken–Konfekt	457	1912	2,0	18,0	68,5	4,0	0	18	195
Konfitüre i. D.	273	1142	0,6	Spuren	66,0	3,0	0	10	15
Lakritze (H)	342	1431	5,2	0	78,0	Spuren	0	•	•
Lütticher Delikatesse (G)	275	1151	0,7	•	64,0	Spuren	0	•	•
Mangovollfrucht mit Honig (D)	237	992	0,6	0,2	58,0	1,0	8	142	10
Marzipan	467	1954	8,0	25,0	49,0	1,0	0	50	210
Nougat	514	2151	5,0	24,0	66,0	Spuren	0	3	155
Sanddorn, Vollfrucht–, mit Frutilose (D)	180	753	0,8	2,0	38,0	0,5	0		
Sanddorn, Vollfrucht–, mit Honig (D)	290	1213	0,4	1,5	68,0	0,3	0	3	91
Sanddornpüree mit Süßstoff (D)	70	293	0,8	2,0	10,0	0,6	0	5	170
Schaumzucker (H)	372	1556	2,5	0	88,0	0	0	•	•
Schaumzucker–Dragee (H)	391	1636	2,4	0	93,0	0	0	•	•
Schokolade, Diabetiker–(JS)	461	1929	8,0	31,0	55,0	•	•	•	•
Schokolade, halbbitter	514	2151	5,3	30,0	54,0	Spuren	0	15	450
Schokolade, Vollmilch–	541	2264	8,0	30,0	56,0	Spuren	2	95	400
mit Haselnuß (20%)	574	2402	9,5	36,5	47,5	Spuren	1	80	440
Schokolade, weiß (JS)	561	2347	8,8	32,0	55,3	•	•	•	•
Zucker, weiß und braun	410	1715	0	0	100	0	0	Spuren	
Zuckerrübensirup (G)	268	1121	0,9	0	64,5	0	0	90	800

* keine Angaben; i.D.) im Durchschnitt

(D) Donath–Kelterei;   (G) Grafschafter Krautfabrik;   (H) Haribo;   (JS) Jacobs Suchard;

Calcium mg	Phosphor mg	Magnesium mg	Eisen mg	Vit. A µg	Vit. B1 mg	Vit. B2 mg	Vit. B6 mg	Vit. C mg	geeignet bei					
									Ü	D	G	HKK	O	V
•	•	•	•	•	•	•	•	•	−	−	0	0	0	0
•	•	•	•	•	•	•	•	•	−	−	0	0	0	0
•	•	•	•	•	•	•	•	•	−	−	0	0	0	0
8	28	25	1,2	17	0,03	0,07	0,2	9	−	−	0	0	0	0
5	20	3	1,0	Spuren	0,03	0,05	•	1	−	−	0	0	0	0
•	•	•	•	•	•	•	•	•	−	−	0	0	0	0
•	•	•	•	•	•	•	•	•	−	−	0	0	0	0
•	•	•	•	•	•	•	•	•	−	−	0	0	0	0
130	•	•	3,8	•	•	0,2	0,14	•	−	−	0	0	0	0
•	•	•	•	•	•	•	•	•	−	−	0	0	0	0
•	•	•	•	•	•	•	•	•	−	−	0	0	0	0
•	•	•	•	•	•	•	•	•	−	−	0	0	0	0
44	71	39	1,5	50	0,1	0,2	0,3	9	−	−	0	0	0	0
•	•	•	•	•	•	•	•	•	−	0	0	0	0	0
44	44	39	1,6	•	0,1	0,2	0,3	9	0	−	0	0	0	0
190	740	500	12,0	Spuren	0,4	0,4	0,1	0	−	−	0	0	0	−
•	•	•	•	•	•	•	•	•	−	−	0	0	0	0
•	•	•	•	•	•	•	•	•	−	−	0	0	0	0
10	50	20	1,2	0	0,03	Spuren	•	1	−	−	0	0	0	0
10	15	10	Spuren	•	Spuren	Spuren	•	2	−	−	0	0	0	0
•	•	•	•	•	•	•	•	•	−	−	0	0	0	0
•	•	•	•	•	•	•	•	•	−	−	0	0	0	0
20	14	1,1	433	0,03	0,06	•	24	−	−	0	0	0	0	
90	220	120	2,0	0	0,08	0,45	0,06	2	−	−	0	0	0	0
75	125	65	3,0	0	0,12	0,06	•	1	−	−	0	0	0	−
14	4	10	0,1	133	0,01	0,1	0,04	180	−	−	0	0	0	0
42	11	25	0,4	200	0,03	0,2	0,1	200	+	+	0	0	+	0
•	•	•	•	•	•	•	•	•	−	−	0	0	0	0
•	•	•	•	•	•	•	•	•	−	−	0	0	0	0
•	•	•	•	•	•	•	•	•	−	0	0	0	0	−
60	220	150	3,0	Spuren	0,08	0,08	•	0	−	−	0	0	0	−
245	235	40	3,0	Spuren	0,1	0,35	•	Spuren	−	−	0	0	0	−
240	250	65	3,0	Spuren	0,15	0,32	•	1	−	−	0	0	0	−
•	•	•	•	•	•	•	•	•	−	−	0	0	0	−
2	2	Spuren	Spuren	Spuren	0	0	0	0	0	−	−	0	0	0
18	280	90	13	•	•	•	1,8	•	−	−	0	0	0	0

Zeichenerklärung: KH = Kohlenhydrate BS = Ballaststoffe Chol. = Cholesterin Ü = Übergewicht D = Diabetes Typ II
G = Gicht HKK = Herz-Kreislauf-Krankheiten O = Osteoporose V = Verstopfung
• = keine Angaben   − = nicht geeignet + = geeignet 0 = neutral

Lebensmittel (100 g verzehrbarer Anteil)	kcal	kJ	Eiweiß g	Fett g	KH g	BS g	Chol. mg	Natrium mg	Kalium mg

GETRÄNKE OHNE ALKOHOL

1. GETRÄNKE AUF FRUCHTBASIS UND SÜSSE ERFRISCHUNGSGETRÄNKE

Lebensmittel	kcal	kJ	Eiweiß g	Fett g	KH g	BS g	Chol. mg	Natrium mg	Kalium mg
Apfelsaft, Handelsware	46	193	0,1	0,1	11,0	0,2	0	2	•
Apfelsaft, fruchttrüb (D)	48	201	•	•	11,0	•	0	2	110
Apfel–Acerola–Saft (E)	46	193	0,9	0,4	11,0	0,4	0	2	•
Apfelsaft (E)	46	193	Spuren	Spuren	11,0	Spuren	0	2	•
Apfelsinensaft (Orangensaft, E)	39	163	Spuren	Spuren	9,0	Spuren	0	1	•
Apfelsinensaft, Handelsware	43	180	0,7	0,2	9,0	0,2	0	1	•
Colagetränk	58	243	3,3	0	10,9	0	0	4	1
Fruchtsaftgetränke i. D.	51	213	0	0	12,0	0	0	•	•
Grapefruitgetränk, Diät– (Ra)	26	109	0	0	5,8	•	0	1	73
Grapefruitsaft (Ra)	41	172	Spuren	Spuren	9,0	Spuren	0	1	112
Johannisbeersaft, schwarz	43	180	1,3	0,2	6,5	0,1	0	2	•
Limonade i. D.	49	206	0	0	12,0	0	0	•	•
Pflaumensaft (Ra)	69	290	Spuren	Spuren	14,0	•	0	13	210
Sauerkirsch–Acerola–Nektar (D)	57	239	0,6	0,3	13,5	•	0	2	118
Traubensaft (E)	65	272	Spuren	Spuren	15,5	Spuren	0	2	•
Zitronenlimonade, light	7	29	0	0	1,5	0	0	•	•
Zitronensaft (Ra)	26	109	Spuren	Spuren	1,8	0	0	2	108

2. GETRÄNKE AUF GEMÜSEBASIS

Lebensmittel	kcal	kJ	Eiweiß g	Fett g	KH g	BS g	Chol. mg	Natrium mg	Kalium mg
Gemüsesaft(A)	13	54	0,8	0,07	2,4	0,8	0	250	•
Gemüsesaft (E)	14	59	•	•	2,5	•	0	220	•
Gemüsesaft (Ra)	17	71	•	•	3,0	•	0	280	240
Gemüsemix (Ra)	22	92	•	•	4,2	•	0	38	266
Karottennektar (E)	29	121	•	•	6,8	•	0	30	•
Rote-Bete-Saft (Ra)	35	147	•	•	7,5	•	•	48	311
Sauerkrautsaft (Ra)	12	50	•	•	1,5	•	0	290	180
Tomatensaft (A)	14	59	0,8	0,06	2,6	0,8	0	250	•

* keine Angaben

** Frucht- und Gemüsegetränke enthalten einen nicht unerheblichen Anteil an Fruchtsäuren, die beim Kaloriengehalt mitberücksichtigt wurden, aber nicht in einer eigenen Spalte aufgeführt sind.

i. D.) im Durchschnitt;   (A) Albi;   (D) Donath-Kelterei;   (E) Eckes/Granini;   (Ra) Rabenhorst;

Calcium mg	Phosphor mg	Magnesium mg	Eisen mg	Vit. A μg	Vit. B1 mg	Vit. B2 mg	Vit. B6 mg	Vit. C mg	Ü	D	G	HKK	O	V
•	•	•	•	•	•	•	•	•	0	0	0	0	0	+
7	7	5	0,3	8	0,02	0,03	0,05	5	0	0	0	0	0	+
•	•	•	•	•	•	•	•	38	0	0	0	0	0	0
•	•	•	•	•	•	•	•	38	0	0	0	0	0	+
•	•	•	•	•	•	•	•	38	0	0	0	0	0	0
•	•	•	•	•	•	•	•	35	0	0	0	0	0	0
4	6	1	•	0	•	•	•	•	−	−	0	0	0	0
•	•	•	•	•	•	•	•	•	−	−	0	0	0	0
4	5	5	•	•	•	•	•	50	+	+	0	0	0	0
6	12	9	•	•	•	•	•	30	+	+	0	0	0	0
•	•	•	•	•	•	•	•	136	0	0	0	0	0	0
•	•	•	•	•	•	•	•	•	−	−	0	0	0	0
54	17	15	•	•	•	•	•	•	−	−	0	0	0	+
2	8	8	0,5	33	0,04	0,05	0,02	92	−	−	0	0	0	0
•	•	•	•	•	•	•	•	•	−	−	0	0	0	0
•	•	•	•	•	•	•	•	•	0	0	0	0	0	0
7	10	8	•	•	•	•	•	40	0	0	0	0	0	0
•	•	•	•	•	•	•	•	•	+	+	+	+	+	+
•	•	•	•	•	•	•	•	•	+	+	+	+	+	+
42	12	12	•	•	•	•	•	•	+	+	+	+	+	+
29	22	14	•	•	•	•	•	•	+	+	+	+	+	+
•	•	•	•	•	•	•	•	13	+	+	+	+	+	+
Spuren	31	26	•	•	•	•	•	150	+	+	+	+	0	0
73	15	12	•	•	•	•	•	25	+	+	+	+	+	+
•	•	•	•	•	•	•	•	•	+	+	+	+	+	+

Zeichenerklärung: KH = Kohlenhydrate   BS = Ballaststoffe   Chol. = Cholesterin   Ü = Übergewicht   D = Diabetes Typ II
G = Gicht   HKK = Herz-Kreislauf-Krankheiten   O = Osteoporose   V = Verstopfung
• = keine Angaben   − = nicht geeignet   + = geeignet   0 = neutral

LEBENSMITTEL (100 g verzehrbarer Anteil)	kcal	kJ	Eiweiß g	Fett g	KH g	Ü	D	G	HKK

ZUBEREITETE SPEISEN; FERTIG– UND HALBFERTIGPRODUKTE

A) Süsspeisen und Desserts

1. Cremespeisen ohne Kochen (aus Instantpulver) und aus dem Kühlregal

	kcal	kJ	Eiweiß	Fett	KH	Ü	D	G	HKK
Fruchtcreme, Trockenprodukt	330	1381	0,5	Spuren	80,0	–	–	0	0
verzehrfertig	111	464	0,5	Spuren	80,0	–	–	0	0
Mousse au chocolat (Z)	143	598	4,2	3,4	23,9	–	–	0	0
Schokoladencreme, Trockenprodukt	469	1962	4,0	16,5	73,0	–	–	0	0
verzehrfertig	148	619	3,0	6,0	19,5	–	–	0	0
Vanillecreme, Trockenprodukt	412	1724	1,5	13,0	69,5	–	–	0	0
verzehrfertig	143	598	3,0	5,5	19,5	–	–	0	0

2. Pudding und Saucen, trocken, verzehrfertig und aus dem Kühlregal

	kcal	kJ	Eiweiß	Fett	KH	Ü	D	G	HKK
Diätpudding „Schoko" (Z)	67	280	4,7	1,7	8,0	+	+	0	0
Diätpudding „Vanille" (Z)	64	268	4,0	1,7	8,0	+	+	0	0
Pudding i. D. selbstgekocht	96	402	3,2	2,4	16,0	–	–	0	0
Puddingpulver, Vanille–, Trockenprodukt	355	1485	0,5	0	86,0	–	–	0	0
Puddingpulver, Schoko–, Trockenprodukt	328	1372	4,5	2,5	70	–	–	0	0
Sahne–Pudding „Schoko" (Z)	161	674	2,9	8,6	17,9	–	–	0	–
Sahne–Pudding „Vanille" (Z)	154	644	2,7	8,7	16,1	–	–	0	–
Götterspeisenpulver, Trockenprodukt	321	1343	65,8	0	12,5	–	–	0	0
Götterspeise, verzehrfertig	62	259	1,4	0	13,6	0	0	0	0
Rote Grütze, Trockenprodukt	340	1423	Spuren	0	83,0	–	–	0	0
Rote Grütze, verzehrfertig	86	360	0	0	21,0	0	–	0	0
Dessertsauce Frucht i. D.	205	858	Spuren	0	50,0	–	–	0	0
Dessertsauce Schoko i. D.	148	619	2,0	1,0	32,0	–	–	0	0
Vanillesaucenpulver	347	1452	0,6	0	84,0	–	–	0	0
Vanillesauce, verzehrfertig	102	427	3,0	3,4	14,0	–	–	0	0

3. Speiseeis

	kcal	kJ	Eiweiß	Fett	KH	Ü	D	G	HKK
Eiscreme	167	699	3,0	10,0	15,0	–	–	0	0
Fruchteis (ohne Milch)	82	343	Spuren	Spuren	20,0	0	–	0	0
Fruchteiscreme	164	686	2,0	8,0	20,0	–	–	0	0
Milchspeiseeis	131	548	5,0	3,0	20,0	–	–	0	0
Sahneeis	228	954	2,0	17,0	15,0	–	–	0	–
Softeis	118	494	3,0	3,0	19,0	–	–	0	0
Mc Sundae Eis, Karamel (Mc)	146	611	4,4	4,6	21,0	–	–	0	0

LEBENSMITTEL (100 g verzehrbarer Anteil)	kcal	kJ g	Eiweiß g	Fett g	KH	Ü	D	G	HKK
4. Sonstiges									
Milchreis, natur (M)	116	485	3,8	2,8	19,0	–	–	0	0
Milchreis, Diät–, natur (M)	69	289	3,9	0,8	11,6	+	+	0	0
Schlagschaum, Trockenprodukt	591	2473	14,0	38,0	44,0	–	–	0	–
verzehrfertig	159	665	4,0	10,0	12,0	–	–	0	–
Tiramisu** (Z)	305	1276	4,6	20,5	28,3	–	–	0	0

** enthält 2,7 g Alkohol pro 100 g

i. D.) im Durchschnitt; (M) Müller; (Mc) Mc Donald's; (Z) Zott

B) BACKMISCHUNGEN; BACKTEIGE; FEIN- UND DAUERGEBÄCK; PARTYGEBÄCK

1. Backmischungen, nach Anweisung zubereitet und gebacken									
Biskuit	320	1339	7,0	4,0	64,0	–	–	0	0
Hefeteig	303	1268	8,0	7,0	52,0	–	–	0	0
Gewürzkuchen	390	1632	5,0	15,0	58,0	–	–	0	0
Marmorkuchen	381	1594	5,2	15,9	52,0	–	–	0	0
Nußkuchen	417	1745	7,5	23,8	43,2	–	–	0	0
Rührteig	430	1800	7,0	19,0	58,0	–	–	0	0
Sachertorte	365	1527	6,6	17,5	42,4	–	–	0	0
Zitronenkuchen	360	1506	5,0	12,0	58,0	–	–	0	0

2. Backteige und Backwaren (TK)									
Apfelstrudel (TK)	239	1000	3,0	12,0	28,0	–	–	0	0
Apfeltasche (TK)	268	1121	4,0	8,0	45,0	–	–	0	0
Apfeltasche, verzehrfertig (MC)	284	1188	2,2	15,3	32,3	–	–	0	–
Blätterteig (TK)	375	1569	5,0	25,0	33,0	–	–	0	–
Hefeteig (TK)	273	1142	7,0	6,0	47,0	–	–	0	0
Käsekuchen	234	979	9,0	8,0	30,0	–	–	0	0
Mohnkuchen	367	1536	9,0	17,0	42,0	–	–	0	–
Pizzateig (TK)	265	1109	7,1	6,4	43,0	–	–	0	0

3. Fein– und Dauergebäck, Partygebäck									
Apfelkuchen, gedeckt	209	875	2,7	7,5	31,2	0	0	0	0
Berliner Pfannkuchen	328	1372	8,7	11,8	44,0	–	–	0	0
Biskuit, Löffel–	418	1749	8,5	5,0	82,0	–	–	0	0
Butterkeks	433	1812	8,0	10,0	75,0	–	–	0	0

Zeichenerklärung: KH = Kohlenhydrate: Ü = Übergewicht D = Diabetes Typ II
G = Gicht HKK = Herz-Kreislauf-Krankheiten O = Osteoporose V = Verstopfung
• = keine Angaben - = nicht geeignet + = geeignet 0 = neutral

LEBENSMITTEL (100 g verzehrbarer Anteil)	kcal	kJ	Eiweiß g	Fett g	KH g	Ü	Ü	G	HKK
Butterkuchen	376	1573	6,1	16,8	47,6	–	–	0	0
Früchtebrot	298	1247	6,7	8,6	46,3	–	–	0	0
Gewürzkuchen	344	1439	6,5	12,5	49,2	–	–	0	0
Hefegebäck, einfach	256	1071	8,5	6,6	39,0	–	–	0	0
Kräcker, pikant	462	1933	11,0	14,0	70,0	–	–	0	–
Mandelmakronen	387	1619	5,0	24,0	35,0	–	–	0	–
Müslikeks	466	1950	8,0	19,0	60,0	–	–	0	–
Nußkuchen	449	1879	6,6	29,1	36,9	–	–	0	–
Obstkuchen, belegt (Hefeteig)	183	766	3,9	3,5	32,2	0	–	0	0
Obsttortenboden	359	1502	8,0	5,0	68,0	–	–	0	0
Russisch Brot	398	1665	6,6	1,0	88,2	–	–	0	0
Sahnetorte i. D.	377	1577	5,0	25,0	30,0	–	–	0	–
Salzstangen, Salzgebäck	400	1674	11,0	5,0	75,0	–	–	0	–
Schwedencrossies	400	1674	10,0	8,0	73,0	0	0	0	0
Vollkornchips, Dinkel– (E)	400	1674	13,0	14,0	59,0	–	–	0	0
Vollkornkeks i. D.	453	1895	10,0	20,0	55,0	–	–	0	–
Vollkornkeks,, Dinkel– (E)	334	1397	2,4	10,0	63,2	–	–	0	0
Vollkornzwieback	373	1561	17,0	8,0	56,0	–	–	0	0
Waffelblätter mit Schokolade	568	2378	7,5	33,5	55,0	–	–	0	–
Waffelmischung i. D.	486	2033	7,5	33,5	55,0	–	–	0	–
Weihnachtsstollen, Dresdner	388	1624	8,0	17,0	48,0	–	–	0	–
Zwieback, eifrei	380	1590	10,0	4,0	73,1			0	0

i. D.) im Durchschnitt;   (E) Erbacher;   (Mc) Mc Donald's;   (TK) tiefgefrorener Teig, nach Anweisung gebacken

C) GETREIDEPRODUKTE, CEREALIEN UND MÜSLIS

1. Getreideprodukte

Backerbsen (Re)	548	2293	9,2	34,8	45,5	–	–	0	–
Germknödel (TK)	282	1180	8,2	4,6	52,0	–	–	0	0
Grünkernküchlipulver (E)	1640	6862	57,5	25,0	281,0	0	0	0	0
Grünkernküchli (E), verzehrfertig	328	1372	11,5	5,0	56,2	0	0	0	0
Semmelbrösel	258	1079	4,5	Spuren	60,0	0	0	0	0
Semmelknödel	124	519	4,0	1,0	24,0	0	0	0	0
Semmelknödel (Bü)	213	891	9,6	2,7	36,3	–	–	0	0
Semmelknödel, Kochbeutel	135	565	3,0	4,0	21,0	–	–	0	0

LEBENSMITTEL (100 g verzehrbarer Anteil)	kcal	kJ	Eiweiß g	Fett g	KH	Ü	D	G	HKK
2. Cerealien und Müslis									
Früchte–Vollkornmüsli (K)	373	1561	10,7	8,8	60,2	0	0	0	0
Haferflocken, kernige (K)	363	1519	12,3	8,0	58,1	0	0	0	0
Haferflocken, Instant– (K)	361	1510	13,3	7,7	57,2	0	0	0	0
Haferkleieflocken (K)	318	1331	17,8	8,5	40,5	0	0	0	+
Haferkleie–Müsli (K)	355	1485	12,2	6,5	59,4	0	0	0	+
Haferfleks, knusprige (K)	396	1657	10,2	5,9	73,0	–	–	0	0
Haferfleks mit Kleie (K)	371	1552	16,0	8,7	53,3	0	0	0	+
Schmelzflocken (K)	363	1519	12,3	8,0	58,1	0	0	0	0
Schokomüsli (K)	410	1715	10,0	11,5	63,8	–	–	0	–

(Bü) Bürger;   (E) Erbacher;   (K) Kölln;   (TK) Tiefkühlware, verzehrfertig zubereitet;   (Re) Reiter

D) KARTOFFELERZEUGNISSE

1. Tiefgefroren, küchenfertig**

LEBENSMITTEL	kcal	kJ	Eiweiß	Fett	KH	Ü	D	G	HKK
Backofen–Pommes frites,3 % Fett (A)	147	615	3,0	2,6	27,0	0	0	0	0
Backofen–Frites, verzehrfertig (MC)	220	920	3,5	6,5	35,5	0	0	0	0
Backofen–Kroketten, unpaniert (A)	220	920	3,0	10,0	28,0	0	0	0	0
Backofen–Mandelbällchen, verzehrfertig (MC)	247	1033	5,0	11,1	30,0	–	–	0	–
Backofen–Mandelkroketten (A)	189	791	6,0	8,0	20,0	0	0	0	0
Bratkartoffeln	149	623	1,9	8,0	16,3	–	–	0	–
Bratkartoffeln (A)	167	699	3,0	6,5	23,0	–	–	0	–
Herzogin Kartoffeln (A)	136	569	3,0	3,6	22,0	–	–	0	–
Kartoffelauflauf mit Käse (A)	90	377	3,0	4,0	10,0	0	0	0	0
mit Brokkoli (A)	82	343	3,0	4,0	8,0	0	0	0	0
mit Wirsing (A)	97	406	3,0	4,0	7,0	0	0	0	0
Kartoffelklöße (A)	116	485	2,0	Spuren	26,0	0	0	0	0
Kartoffelkroketten	126	527	1,3	1,0	27,3	–	–	0	0
Kartoffelkroketten (A)	138	577	4,0	1,6	26,0	–	–	0	–
Kartoffelpuffer	156	653	2,4	5,3	23,8	–	–	0	0
Kartoffelpuffer (A)	122	510	3,0	1,6	23,0	–	–	0	–
Macaire–Kartoffeln (A)	146	611	4,0	1,6	28,0	0	0	0	0
Mandel–Kroketten (A)	147	4,0	2,6	26	615	0	0	0	0
Pommes frites	bis 171	bis 716	bis 3,5	bis 6,0	bis 25,0	–	–	0	–

Zeichenerklärung: KH = Kohlenhydrate: Ü = Übergewicht   D = Diabetes Typ II
G = Gicht   HKK = Herz-Kreislauf-Krankheiten   0 = Osteoporose   V = Verstopfung
• = keine Angaben   – = nicht geeignet   + = geeignet   0 = neutral

LEBENSMITTEL (100 g verzehrbarer Anteil)	kcal	kJ	Eiweiß g	Fett g	KH	Ü	D	G	HKK
Pommes frites (A)	149	623	3,0	4,5	23,0	–	–	0	–
Pommes frites, verzehrfertig (Mc)	335	1402	3,4	15,6	42,9	–	–	0	–
Rösti	117	490	1,6	3,3	19,4	–	–	0	–
Rösti (A)	110	460	3,0	0,3	23,0	–	–	0	–
2. Trockenprodukte									
Bratkartoffeln, pfannenfertig	94	393	2,0	Spuren	21,0	0	0	0	0
Kartoffelpüreepulver, trocken	400	1674	9,8	0,3	87,0	0	0	0	0
Kartoffelpüree, verzehrfertig	65	272	2,0	1,0	11,0	+	+	+	+
Kartoffelknödel aus Pulver, verzehrfertig									
halb und halb	107	448	2,0	Spuren	24,0	0	0	0	0
aus gekochten Kartoffeln	110	464	2,0	Spuren	25,0	0	0	0	0
aus rohen Kartoffeln	107	448	2,0	Spuren	24,0	0	0	0	0
Kartoffelkroketten, pfannenfertig	98	410	2,0	Spuren	22,0	0	0	0	0
Kartoffelpuffer, pfannenfertig	86	360	1,0	Spuren	20,0	0	0	0	0
3. Naßprodukte (aus dem Kühlregal)									
Kartoffelgratin (Bü)	77	322	1,3	2,2	12,3	0	0	0	0
Kartoffelknödelteig, roh	116	485	1,5	0,2	26,2	0	0	0	0
im Kochbeutel, halb und halb	108	452	2,0	0,2	24,0	0	0	0	0
Kartoffelsalat i. D.	103	431	2,0	4,0	12,0	0	0	0	0
Schupfnudeln (Buabespitzle, Bü)	173	724	4,3	1,8	34,0	–	–	0	0

** Die Produkte gibt es sowohl für die Zubereitung in der Friteuse, wie auch für den Backofen. Letztere Zubereitungsart kommt völlig ohne Fettzugabe aus, die Gerichte sind deshalb relativ fettarm. Diese Zubereitungsart sollte bei den genannten Krankheiten bevorzugt werden. Die Werte für küchen- und pfannenfertige Produkte beziehen sich auf die Ware, wie sie aus der Packung kommt. Für das Fritieren muß ein Fettgehalt von etwa 10 Prozent hinzuaddiert werden. Der Kaloriengehalt erhöht sich entsprechend.

(A) Agrarfrost;   (Bü) Bürger;   (E) Erbacher;   (K) Kölln;   (Mc) McDonalds;   (MC) MacCain

LEBENSMITTEL (100 g verzehrbarer Anteil)	kcal	kJ g	Eiweiß g	Fett g	KH	Ü	D	G	HKK

E) GEMÜSEZUBEREITUNGEN; EINGELEGTE GEMÜSE; FEINKOSTSALATE

1. Vollkonserven (aus Glas/Dose, abgetropft)

LEBENSMITTEL	kcal	kJ	Eiweiß	Fett	KH	Ü	D	G	HKK
Artischockenböden	58	243	2,3	Spuren	11,8	+	+	+	+
Artischockenherzen	61	255	2,4	Spuren	12,4	+	+	+	+
Bambussprossen	17	71	2,7	Spuren	1,4	+	+	+	+
Bayrisch Kraut	82	343	1,0	6,0	6,0	0	0	0	+
Bohnenkerne, weiß	98	410	7,4	0,7	14,7	–	–	–	0
Brechbohnen, grün	55	230	1,0	3,0	6,0	0	0	0	+
Erbsen, grün	57	239	3,6	0,4	9,4	0	0	–	+
Erbsen und Karotten	60	251	3,3	Spuren	11,3	+	+	0	+
Karottengemüse	54	226	1,0	2,0	8,0	+	+	+	+
Kidneybohnen	98	410	7,4	0,7	14,7	–	–	–	0
Kohlrabigemüse	44	184	1,0	2,0	5,0	+	+	+	+
Lauchgemüse	61	255	1,0	3,0	7,0	+	+	+	+
Linsen mit Suppengrün	90	369	6,0	1,0	12,8	0	0	–	0
Spargel	13	54	2,7	Spuren	Spuren	+	+	0	+

2. TK–Produkte

LEBENSMITTEL	kcal	kJ	Eiweiß	Fett	KH	Ü	D	G	HKK
Apfel–Rotkohl	67	280	0,7	2,2	10,4	+	+	+	+
Balkangemüse	76	318	4,0	0,6	13,0	+	+	+	+
Blattspinat	17	71	2,0	0	2,0	+	+	+	+
Blumenkohl, Rahm–	102	3,0	7,0	6,0	–		–	0	–
Brokkoli, Rahm–	121	506	4,0	9,0	5,0	–	–	0	–
Dicke Bohnen in Rahmsauce	123	515	3,3	8,0	8,7	–	–	–	–
Erbson & Karotten	62	259	4,0	Spuren	11,1	+	+	0	+
Erbsen & Karotten, Rahm–	154	644	5,0	9,0	12,0	–	–	0	–
Grünkohl	35	146	2,0	1,1	4,0	+	+	+	+
Kohlrabi, Rahm–	90	410	2,0	7,0	6,0	–	–	0	–
Leipziger Allerlei	94	393	3,3	4,7	9,0	0	0	0	0
Pfannengemüse, chinesisch	158	661	4,5	9,0	13,5	0	0	0	0
Porree, Rahm–	72	301	2,2	3,7	7,0	–	–	0	–
Rosenkohl	55	230	4,5	0	9,0	+	+	+	+
Rosenkohl, Rahm–	131	548	5,0	8,0	9,0	–	–	0	–
Sommergemüse	41	172	3,0	0	7,0	+	+	+	+
Spinat, Rahm–	63	264	3,2	2,9	5,6	0	0	0	0
Suppengemüse	25	105	2,0	0	4,0	+	+	+	+

Zeichenerklärung: KH = Kohlenhydrate: Ü = Übergewicht D = Diabetes Typ II
G = Gicht HKK = Herz-Kreislauf-Krankheiten O = Osteoporose V = Verstopfung
• = keine Angaben – = nicht geeignet + = geeignet 0 = neutral

LEBENSMITTEL (100 g verzehrbarer Anteil)	kcal	kJ g	Eiweiß g	Fett g	KH	Ü	D	G	HKK
3. Eingelegte Gemüse (aus Glas/Dose, abgetropft)									
Apfelrotkohl (He)	36	150	1,4	0,1	6,9	+	+	+	+
Bohnensalat	25	105	1,0	Spuren	5,0	+	+	+	+
Champagnerkraut (He)	44	184	1,3	1,7	5,3	+	+	+	+
Cornichons, Pariser (He)	28	117	1,4	0,2	4,0	+	+	+	+
Gurke, Gewürz–	16	67	1,0	Spuren	3,0	+	+	+	+
Gurke, Honig– (He)	76	318	0,9	0	17,0	0	–	0	0
Gurke, Polnische (He)	28	117	1,0	0,1	5,1	+	+	+	+
Gurke, Salz– (AF)	26	109	Spuren	Spuren	6,3	+	+	+	0
Gurke, Salz–Dill (He)	7	29	0,8	0,2	0,1	+	+	+	0
Gurke, Senf–	25	105	1,0	Spuren	5,0	+	+	+	0
Gurke, Senf– (AF)	31	130	Spuren	Spuren	7,5	+	+	+	0
Karottensalat	37	155	1,0	Spuren	8,0	+	+	+	+
Maiskölbchen	29	121	1,0	Spuren	6,0	+	+	+	+
Mixed Pickles	21	88	1,0	Spuren	4,0	+	+	+	+
Moskauer Gurken (AF)	31	130	0	0	7,5	+	+	+	+
Paprika, Stücke und Streifen	33	138	1,0	Spuren	7,0	+	+	+	+
Perlzwiebel	17	71	Spuren	Spuren	4.0	+	+	+	+
Relish	95	397	1,0	Spuren	21,0	0	0	0	0
Rote Bete, Kugeln, Scheiben und Streifen	37	155	1,0	Spuren	8,0	+	+	+	+
Rotkohl (Blaukraut)	46	193	1,0	Spuren	10,0	+	+	+	+
Rotkohl (He)	44	184	1,5	0,1	8,7	+	+	+	+
Sellerie, Scheiben und Streifen	25	105	1,0	Spuren	4,0	+	+	+	+
Weinsauerkraut (He)	1771	1,3	0	2,3	+	+	+	+	
mit Ananas (He)	38	159	1,0	2,0	3,4	+	+	+	+
Weißkohlsalat	38	159	2,0	1,0	5,0	+	+	+	+
4. Feinkostsalate auf Gemüsebasis									
Balkansalat (AF)	27	113	Spuren	Spuren	6,5	+	+	+	+
Bunter Gemüsesalat (H)	184	770	2,2	14,9	8,7	–	–	0	–
Farmer Salat (H)	215	900	2,3	16,6	12,5	–	–	0	–
Gurkensalat (H)	161	674	0,7	14,8	4,9	–	–	0	–
Hirten–Salat	83	347	3,2	6,1	3,1	–	–	0	–
Karottensalat (H)	167	699	0,8	12,6	11,5	–	–	0	–
Karottensalat (N)	172	720	3,0	15,0	5,0	–	–	0	–
Kartoffelsalat mit Salatcreme (H)	123	515	1,6	6,8	13,1	–	–	0	0
Kartoffelsalat mit Essig und Öl (H)	107	448	1,8	5,2	12,6	0	0	0	0
Kartoffelsalat mit Gurke und Ei (H)	157	657	2,3	10,9	11,3	–	–	0	–
Krautsalat, serbisch (H)	55	230	0,8	3,8	4,0	+	+	+	+
Party–Salat (H)	173	724	1,1	14,4	8,4	–	–	–	–
Pilzsalat (N)	60	251	3,0	2,5	6,0	+	0	+	0

LEBENSMITTEL (100 g verzehrbarer Anteil)	kcal	kJ g	Eiweiß g	Fett g	KH	Ü	D	G	HKK
Puszta–Salat (He)	27	113	0,8	0	5,0	+	+	+	+
Waldorfsalat, Delikateß– (H)	218	912	1,2	19,5	7,8	–	–	0	–
Waldorfsalat, leicht (N)	107	448	2,0	8,0	6,0	0	0	0	0
Weißkrautsalat, pikant (H)	104	435	1,0	5,9	11,0	0	0	0	0
Weißkrautsalat (N)	237	992	2,0	22,0	5,0	–	–	0	–

(AF) Appel & Frenzel   (H) Homann;   (He) Hengstenberg;   (N) Nadler

F) FISCH- UND FLEISCHZUBEREITUNGEN; FEINKOSTSALATE; FERTIGGERICHTE

1. Fisch– und Fleischzubereitungen, Nudelgerichte mit Fisch und Fleisch
(tiefgefroren, aus Glas/Dose, aus dem Kühlregal)

LEBENSMITTEL	kcal	kJ	Eiweiß	Fett	KH	Ü	D	G	HKK
Bami Goreng (TK)	164	686	7,0	8,0	15,0	0	–	0	0
Bami Goreng (Er)	163	682	6,3	3,8	25,0	0	–	0	0
Bismarckhering mit Aufguß (N)	130	544	8,6	9,0	2,5	0	0	–	–
Brätstrudel mit Dinkelmehl (Bü)	197	824	9,9	8,1	19,9	0	0	0	0
Cannelloni mit Fleischfüllung (TK)	162	678	7,0	5,5	20,0	0	–	0	0
Cevapcici	127	531	7,0	8,0	6,0	0	0	–	0
Cevapcici (Er)	126	527	5,6	4,3	15,3	0	0	–	0
Chicken McNuggets (Mc)	260	1088	19,2	16,1	7,7	–	–	–	–
Chop Suey (TK)	81	339	4,7	3,7	6,7	0	0	0	0
Fischmäc (Mc)	289	1209	10,1	17,3	21,2	–	–	–	–
Fischstäbchen (TK)	175	732	12,8	4,4	19,8	–	–	0	0
Forellenfilets, geräuchert, ohne Haut	123	515	21,8	3,6	0	0	0	0	0
Frühlingsrolle (TK)	150	628	8,0	1,3	25,3	0	0	0	0
Grüne Bohnen mit Rindfleisch	101	423	4,4	6,0	6,5	0	0	0	0
Gulasch, ungarisch	161	674	13,5	10,0	3,0	–	–	–	0
Gyros (Bü)	145	607	18,3	5,6	4,3	0	0	–	0
Hacksteak (TK)	247	1033	14,0	16,0	10,0	–	–	–	–
Hacksteak (Er)	109	456	4,4	4,8	11,2	0	–	–	–
Hamburger (Mc)	255	1067	28,1	9,4	12,9	–	–	–	–
Hering in Gelee (H)	169	707	12,7	12,6	0	0	0	0	0
Heringsfilet in Tomatencreme (AF)	255	1067	16,0	19,0	3,0	0	0	–	–
Heringshappen in Sahnesauce (H)	306	1280	7,1	28,2	3,6	–	–	–	–
Hühnerfrikassee (TK)	84	352	7,3	4,2	3,6	0	0	0	0
Hühner–Nudeltopf (Er)	74	310	3,3	3,5	6,8	0	0	0	0
Königsberger Klopse (Bü)	206	862	10,4	12,8	10,9	–	–	–	–

Zeichenerklärung: KH = Kohlenhydrate: Ü = Übergewicht D = Diabetes Typ II
G = Gicht HKK = Herz-Kreislauf-Krankheiten O = Osteoporose V = Verstopfung
• = keine Angaben   - = nicht geeignet   + = geeignet   0 = neutral

LEBENSMITTEL (100 g verzehrbarer Anteil)	kcal	kJ	Eiweiß g	Fett g	KH	Ü	D	G	HKK
Königsberger Klopse (TK)	202	845	7,0	16,0	6,0	–	–	–	–
Königsberger Klopse (Er)	122	510	4,6	6,4	10,5	0	0	–	–
Lasagne (TK)	170	711	7,0	5,5	22,0	0	–	0	0
Lasagne mit Fleischfüllung (Bü)	147	615	8,6	6,2	13,0	0	0	0	0
Leberknödel(Bü)	185	774	11,1	6,5	19,1	0	–	–	–
Leberspätzle (Bü)	124	519	10,8	1,9	15,1	0	–	–	–
Maultaschen mit Fleischfüllung (Bü)	219	916	8,9	9,8	22,3	–	–	0	–
Markklößchen (Bü)	272	1138	7,0	18,0	18,7	–	–	–	–
McRib (Mc)	235	983	12,8	10,1	21,5	–	–	–	–
Milchlinge mit Sauce (N)	146	611	8,1	10,2	4,3	0	0	–	–
Nasi Goreng (TK)	170	711	5,1	8,0	18,4	0	–	0	0
Nasi Goreng (Er)	164	686	4,3	4,0	26,6	0	–	0	0
Pizza–Baguette (TK)	402	1682	8,8	28,0	25,8	–	–	0	–
Pizza mit Champignons (TK)	199	833	8,1	6,8	25,0	0	–	0	0
Pizza mit Salami (TK)	317	1326	10,5	17,5	27,0	–	–	–	–
Pizza Margherita (TK)	222	929	8,8	6,8	30,0	0	–	0	0
Ravioli mit Fleischfüllung (Bü)	196	820	11,8	2,5	30,5	0	–	0	0
Ragout fin (L)	125	523	11,1	7,1	3,2	0	0	0	0
Rindergulasch (Er)	106	444	7,2	2,8	12,2	0	–	–	
Rollmops mit Aufguß (N)	157	657	11,6	11,2	1,3	0	0	–	–
Sauerbraten (TK)	109	456	8,0	5,0	7,0	0	0	–	0
Serbisch. Reisfleisch	131	548	4,0	4,0	19,0	0	–	0	0
Spaghetti bolognese (TK)	95	398	4,3	2,8	12,6	0	0	0	0
Tacos mit Geflügelfüllung (Bü)	170	711	8,7	7,5	15,7	0	0	0	0
Tacos mit Rindfleischfüllung (Bü)	173	724	9,1	7,6	15,8	0	0	0	0
Tortellini mit Fleischfüllung (Bü)	276	1155	10,7	4,9	45,3	–	–	0	–
Vorderschinken in Aspik (Bü)	68	285	10,5	2,3	1,0	+	+	0	0

2. Feinkostsalate; Delikateßsalate aus dem Kühlregal

LEBENSMITTEL	kcal	kJ	Eiweiß g	Fett g	KH	Ü	D	G	HKK
Balkansalat (H)	69	289	3,7	1,0	10,9	+	+	+	+
Budapester Salat (H)	290	1213	3,0	25,6	9,6	–	–	0	–
Budapester Salat, Delikateß– (H)	309	1293	3,4	27,1	10,4	–	–	–	–
Budapester Salat (N)	286	1197	3,8	27,0	4,6	–	–	–	–
Eiersalat (H)	274	1146	7,2	25,4	2,9	–	–	–	–
Eiersalat, Delikateß– (H)	277	1159	7,2	25,4	2,9	–	–	0	–
Fleischsalat, Delikateß– (H)	407	1703	4,9	1,7	40,9	–	–	–	–
Fleischsalat, Schlemmer– (H)	392	1640	5,0	1,4	39,8	–	–	–	–
Fleischsalat i. D. (H)	316	1322	4,4	31,5	1,3	–	–	–	–

(AF) Appel & Frenzel;   (Bü) Bürger;   (Er) Erasco;   (H) Homann;   (N) Nadler;   (L) Lacroix;   (TK) Tiefgekühlt   (Mc) McDonald's.

Beachten Sie bitte, daß sich die Angaben auf 100 g beziehen und nicht auf die Portion!

LEBENSMITTEL (100 g verzehrbarer Anteil)	kcal	kJ	Eiweiß g	Fett g	KH	Ü	D	G	HKK
Fleischsalat (N)	340	1422	3,3	33,6	3,3	–	–	–	–
Floridasalat (H)	248	1038	0,6	13,9	20,2	–	–	–	–
Geflügelsalat (H)	305	1276	6,9	27,8	4,3	–	–	–	–
Geflügelsalat, Delikateß– (H)	282	1180	6,9	24,4	6,4	–	–	–	–
Geflügelsalat mit Curry (N)	280	1172	7,7	23,9	6,5	–	–	–	–
Heringsalat (H)	271	1134	6,4	3,7	24,7	–	–	–	–
Heringsalat, Delikateß– (H)	284	1188	5,6	26,1	4,3	–	–	–	–
Heringsalat mit Rote Bete (H)	248	1038	5,3	5,2	22,0	–	–	–	–
Krabbensalat (N)	381	1594	7,5	34,9	8,5	–	–	–	–
Krabbensalat, Schlemmer– (H)	346	1448	4,8	34,0	2,6	–	–	–	–
Matjessalat (H)	132	552	7,7	10,7	0,1	–	–	–	0
Ochsenmaulsalat (H)	88	368	*	2,7	*	0	0	–	0
Ochsenmaulsalat (Bü)	85	356	15,4	2,1	0,5	0	0	–	0
Rindfleischsalat (N)	296	1239	5,1	26,7	6,5	–	–	–	–
Russisch Ei (Bü)	249	1042	5,9	22,7	3,4	–	–	0	–
Russischer Salat (N)	93	389	2,8	5,4	7,0	+	+	+	+
Schwedensalat (H)	254	1063	5,2	22,7	5,3	–	–	–	–
Schwedensalat (N)	289	1209	4,9	25,9	6,7	–	–	–	–
Schinkensalat, leicht (N)	123	515	5,0	8,0	7,0	0	0	0	0
Teufelsalat (H)	129	540	4,0	6,1	13,6	0	0	0	0
Thunfischsalat (H)	325	1360	8,4	29,7	3,6	–	–	–	–
Thunfischsalat, Delikateß– (H)	324	1356	8,4	29,1	4,5	–	–	–	–
Thunfischsalat (H)	371	1552	8,9	33,9	4,8	–	–	–	–
Thunfischsalat, leicht (N)	107	8,0	10,0	6,0	0	0	0	0	
Wurstsalat mit Essig und Öl	305	1276	10,0	28,0	1,2	–	–	–	–
Zazikisalat (N)	234	979	4,0	22,0	3,0	–	–	–	–

Zeichenerklärung: KH = Kohlenhydrate: Ü = Übergewicht D = Diabetes Typ II
G = Gicht HKK = Herz-Kreislauf-Krankheiten O = Osteoporose V = Verstopfung
• = keine Angaben – = nicht geeignet + = geeignet 0 = neutral

LEBENSMITTEL (100 g verzehrbarer Anteil)	kcal	kJ g	Eiweiß g	Fett g	KH	Ü	D	G	HKK

G) Brühen; Suppen und Eintöpfe; Warme Saucen

1. Brühen,Suppen und Eintöpfe: Trockenprodukte (aus Glas, Dose, Tüte, Päckchen)

LEBENSMITTEL	kcal	kJ	Eiweiß	Fett	KH	Ü	D	G	HKK
Bouillon, trocken	200	837	20,0	10,0	6,0	0	0	0	0
verzehrfertig	4	17	0,4	0,2	Spuren	0	0	0	0
Gemüsebrühe, trocken	250	1046	10,0	10,0	30,0	0	0	0	+
verzehrfertig	5	21	0,2	0,2	0,6	0	0	0	+
Gekörnte Brühe, trocken	198	828	24,0	8,5	5,0	0	0	0	0
verzehrfertig	4	17	0,5	0,2	Spuren	0	0	0	0
Klare Fleischsuppe, trocken	350	1464	20,0	20,0	15,0	0	0	0	0
verzehrfertig	7	29	0,4	0,4	0,3	0	0	0	0
Blumenkohlcremesuppe	27	113	0,8	0,8	4,0	0	0	0	0
Champignon–, Spargelcremesuppe	34	142	1,0	1,0	5,0	0	0	0	0
Cremesuppe i. D. verzehrfertig	34	142	1,0	1,0	5,0	0	0	0	0
Bohneneintopf mit Speck	94	393	4,0	3,0	12,0	0	0	0	–
Erbsensuppe	26	109	1,6	0,4	3,6	+	+	0	0
Erbsensuppe mit Schinken	34	142	2,0	1,0	4,0	+	+	0	0
Erbseneintopf mit Speck	98	410	5,0	3,0	12,0	0	0	–	–
Fruchtsuppe i. D.	57	234	Spuren	Spuren	14,0	0	0	0	–
Frühlingssuppe	30	126	1,0	1,0	4,0	+	+	0	0
Gemüseeintopf	54	226	2,0	1,0	9,0	+	+	0	0
Gulaschsuppe 49	205	1,8	2,7	4,0	+	+	0	0	
Hochzeitsuppe (Bü)	230	962	9,1	11,5	20,8	–	–	–	–
Hühnersuppe mit Nudeln	30	126	1,0	1,0	4,0	+	+	0	0
Kartoffelsuppe	30	126	1,0	0,5	6,0	0	0	0	0
Linseneintopf mit Speck	105	439	5,0	4,0	12,0	–	–	0	–
Ochsenschwanzsuppe, gebunden	30	126	1,0	1,0	4,0	+	+	0	0
Rindfleischsuppe mit Nudeln	30	126	0,0	1,0	4,0	+	+	0	0
Tomatencremesuppe	35	146	1,0	1,0	5,0	+	+	0	0

*) keine Daten verfügbar

i. D.) im Durchschnitt;   (Bü) Bürger;   (H) Homann;   (N) Nadler

2. Fonds, Brühen, Suppen und Eintöpfe:Vollkonserven (aus Glas/Dose)

LEBENSMITTEL	kcal	kJ	Eiweiß	Fett	KH	Ü	D	G	HKK
Asia–Fond (Glas, L)	9	38	2,0	0,03	0,2	0	0	0	0
Fischfond (Glas, L)	6	25	1,3	0,03	0,05	0	0	0	0
Geflügelfond (Glas, L)	9	38	2,0	0,3	0,6	0	0	0	0
Gemüsefond (Glas, L)	5	21	0,4	0,04	0,6	+	+	+	+
Hummerfond (Glas, L)	7	29	0,9	0,1	0,5	0	0	0	0
Kalbfond (Glas, L)	6	25	1,3	0,03	0,05	0	0	0	0
Lammfond (Glas, L)	6	25	1,4	0,05	0	0	0	0	0

LEBENSMITTEL (100 g verzehrbarer Anteil)	kcal	kJ	Eiweiß g	Fett g	KH	Ü	D	G	HKK
Rinderfond (Glas, L)	8	34	1,8	0,03	0,16	0	0	0	0
Waldpilzfond (Glas, L)	4	17	0,6	0,05	0,34	+	+	+	+
Wildfond (Glas, L)	4	17	0,6	0,03	0,28	+	0	0	0
Geflügel–Consomme (L)	27	113	2,4	1,8	0,2	0	0	0	0
Rinder–Consomme (L)	21	88	1,6	1,2	0,85	0	0	0	0
Bihunsuppe, Indonesische (Er)	48	201	1,8	2,0	5,3	0	0	0	0
Brokkoli–Cremesuppe (L)	61	255	1,0	3,8	5,3	0	0	0	0
Champignon–Cremesuppe (L)	58	243	0,7	3,7	5,0	0	0	0	0
Erbseneintopf mit Speck	106	444	4,4	4,6	11,0	–	–	–	–
Festtagssuppe, Feine (Er)	36	151	1,7	2,1	2,4	0	0	0	0
Französ. Schneckensuppe (Er)	67	280	2,5	4,3	4,2	0	0	–	–
Französ. Zwiebelsuppe (L)	21	88	1,0	0,4	3,3	0	0	0	0
Gulaschsuppe (L)	46	193	4,5	1,1	4,3	0	0	0	0
Hühnersuppe, Kräftige (Er)	43	180	2,6	2,0	3,3	0	0	0	0
Hühnereintopf mit Reis	97	406	1,9	6,0	8,1	0	–	0	0
Hühner–Reistopf (Er)	90	377	2,5	2,9	7,9	0	0	0	0
Hühner–Nudeltopf (Er)	69	289	3,4	2,7	7,2	0	0	0	0
Hummer–Cremesuppe (Er)	70	293	1,2	5,1	4,4	0	0	0	0
Hummer–Rahmsuppe (L)	90	377	1,8	6,8	4,8	0	0	0	0
Italien. Gemüsetopf (Er)	58	243	1,7	2,2	7,3	0	0	0	0
Kalb–Rahmsuppe (L)	65	272	2,5	4,2	3,9	0	0	0	0
Kartoffel–Rahmsuppe (Er)	107	448	2,4	7,2	7,4	–	–	0	0
Krabbensuppe, Legierte (Er)	69	289	1,6	4,5	4,9	0	0	–	0
Kraftbrühe, Doppelte (L)	8	34	2,0	0	0,05	+	+	0	0
Lauch–Cremesuppe (L)	63	264	1,3	3,4	6,4	0	0	0	0
Linseneintopf mit Speck	92	385	4,7	3,4	10,0	–	–	–	–
Markklößchensuppe (L)	59	247	1,6	5,0	1,4	0	0	–	–
Markklößchensuppe (Er)	56	234	1,5	3,3	4,5	0	0	–	–
Maultäschlesuppe (L)	29	121	1,3	0,2	5,4	0	0	0	0
Mockturtlesuppe, Klare (L)	18	75	3,9	0,1	0,3	0	0	0	0
Ochsenschwanzsuppe, Gebundene (L)	41	172	3,4	0,9	4,6	0	0	0	0
Ochsenschwanzsuppe, Gebundene (Er)	47	197	1,9	1,9	5,2	0	0	0	0
Ochsenschwanzsuppe, Klare (L)	20	84	3,5	0,6	0	+	+	0	0
Pfifferling–Rahmsuppe (L)	55	230	0,7	3,7	4,1	0	0	0	0
Pichelsteiner Eintopf	65	272	4,0	3,0	5,0	0	0	0	0
Rindfleisch–Nudeltopf (Er)	57	239	3,3	1,6	7,0	0	0	0	0
Serb. Bohnensuppe mit Speck	104	435	4,0	5,0	10,0	–	–	–	–
Spargel–Cremesuppe (L)	67	280	0,9	4,0	6,4	0	0	0	0
Steinpilz–Rahmsuppe (L)	72	301	1,7	3,2	8,6	0	0	+	0

Zeichenerklärung: KH = Kohlenhydrate: Ü = Übergewicht D = Diabetes Typ II
G = Gicht HKK = Herz-Kreislauf-Krankheiten O = Osteoporose V = Verstopfung
• = keine Angaben – = nicht geeignet + = geeignet 0 = neutral

LEBENSMITTEL (100 g verzehrbarer Anteil)	kcal	kJ	Eiweiß g	Fett g	KH g	Ü	D	G	HKK
Steinpilz–Rahmsuppe (Er)	65	272	1,2	3,9	5,7	0	0	+	0
Thaisuppe, Feurige (Er)	39	163	1,7	2,0	3,1	0	0	0	0
Tomaten–Cremesuppe (L)	58	243	1,5	2,3	7,4	0	0	0	0
Tomaten–Rahmsuppe (Er)	74	310	1,8	4,4	6,2	0	0	+	0
Ungar. Gulaschsuppe (Er)	56	234	2,6	1,9	6,6	0	0	0	0

3. Warme Saucen (aus Tüte, Päckchen, Tetrapackung) verzehrsfertig

LEBENSMITTEL	kcal	kJ	Eiweiß g	Fett g	KH g	Ü	D	G	HKK
Bratensaft	45	188	1,0	3,0	3,0	0	0	0	0
Bratensauce	47	197	2,0	2,0	5,0	0	0	0	0
Bratensauce, Rahm–	106	444	3,0	7,0	7,0	–	–	–	–
Bratensauce, Rahm– , hell (T)	216	904	2,0	21,0	5,0	–	–	–	–
Jägersauce	57	239	2,0	3,0	5,0	0	0	0	0
Sauce a la Bearnaise (T)	215	900	1,0	19,0	7,0	–	–	0	–
Sauce Bechamel (T)	216	904	2,0	21,0	5,0	–	–	0	–
Sauce a la Hollandaise (T)	239	1000	1,0	23,0	5,0	–	–	0	–
Tomatensauce	63	264	2,0	1,0	11,0	0	0	0	0
Weiße Sauce	65	272	2,0	3,0	7,0	0	0	0	0

i. D.) im Durchschnitt;   (Er) Erasco;   (L) Lacroix;   (T) Thomy

H) FEINKOSTSAUCEN; DRESSINGS; MARINADEN UND WÜRZEN

1. Saucen und Dips

LEBENSMITTEL	kcal	kJ	Eiweiß g	Fett g	KH g	Ü	D	G	HKK
Barbecuesauce (L)	93	389	1,6	0,2	20,7	0	–	0	0
Cocktailsauce (He)	198	828	1,6	16,6	8,9	–	–	0	–
Cocktailsauce (L)	171	716	1,6	14,2	8,0	–	–	0	–
Chilisauce (T)	176	736	2,0	11,0	16,0	0	–	0	–
Currysauce (T)	231	967	1,0	16,0	19,0	–	–	0	–
Grillsauce, Mexikanische (T)	111	464	2,0	0	25,0	0	0	0	0
Hamburgersauce (H)	264	1105	0,8	23,0	11,5	–	–	–	–
Knoblauchdip (L)	239	1000	1,3	21,4	8,4	–	–	0	–
Knoblauch–Sauce, weiß (T)	330	1381	2,0	31,0	8,0	–	–	0	–
Kräuter–Knoblauch–Dip (G)	319	1335	10,0	28,5	5,5	–	–	0	–
Mango–Chutney (AF)	174	728	1,0	0	41,0	–	–	0	0
Meerrettichsauce (T)	270	1130	2,0	21,0	16,0	–	–	0	–
Mexicana–Dip (G)	119	498	1,5	0,3	27,0	0	–	0	0
Mixed–Pickles–Dip (G)	317	1326	10,0	28,3	5,5	–	–	0	–
Moutardsauce (L)	185	774	1,6	15,7	7,8	–	–	0	–
Nudelsauce (H)	99	414	1,2	0,3	22,1	0	0	0	0

LEBENSMITTEL (100 g verzehrbarer Anteil)	kcal	kJ	Eiweiß g	Fett g	KH g	Ü	D	G	HKK
Paprika–Chili–Dip (G)	285	1192	8,8	24,9	6,3	–	–	0	–
Paprikasauce (H)	59	247	1,2	0,5	11,3	0	0	0	0
Pommes frites –Creme (H)	396	1657	0,5	40,2	4,8	–	–	–	–
Schaschlik–Sauce (T)	115	481	2,0	0	26,0	0	0	0	0
Steaksauce (N)	74	310	0,9	0,2	16,6	0	0	0	0
Steaksauce (L)	73	305	1,9	0,1	15,7	0	0	0	0
Teufelssauce (T)	45	188	1,0 Spuren	10,0	0	0	0	0	
Tomatendip (L)	200	837	1,6	16,9	8,8	–	0	0	–
Tomatensauce									
bolognese (He)	101	423	4,6	6,0	6,4	0	0	0	0
mit Champignons (He)	63	264	1,8	3,2	6,2	+	+	+	+
mit Gemüse (He)	64	268	1,6	3,1	6,9	+	+	+	+
mit Kräutern	66	276	1,7	3,2	7,0	+	+	+	+
mit Zwiebeln und Knoblauch	78	326	1,6	4,2	7,6	+	+	+	+
Tzatziki (H)	222	929	4,5	18,9	6,6	0	0	0	0
Zigeuner–Sauce (T)	103	431	2,0	0	23,0	0	0	0	0
Zigeunersauce (He)	73	305	1,6	0,2	15,4	0	–	0	0
2. Dressings, Marinaden									
Kartoffelsalatcreme (H)	408	1707	0,9	40,3	7,1	–	–	0	0
Salatcreme, 37 % Öl (H)	408	1707	1,0	39,5	9,0	–	–	0	0
Salatcreme, leicht (AF)	223	933	0,1	20,0	9,0	0	0	0	0
Salatcreme mit Tofu, 30 % Öl (H)	341	1427	1,0	32,0	9,0	–	–	0	0
3. Würzen**									
Cumberlandsauce	191	799	0	0	46,5	0	–	0	0
Cumberlandsauce (L)	260	1088	0,7	0,7	60,2	–	–	0	0
Curryketchup (T)	107	448	2,0	Spuren	24,0	0	–	0	–
Gewürz–Tomatenketchup (H)	202	845	0,3	0	40,0	0	0	0	0
Essig									
Weißwein–, 6 % Säure	19	80	0	0	Spuren	0	0	0	0
Wein–Branntwein–, 5 % Säure (He)	17	71	0	0	0,2	0	0	0	0
Rotwein–, 6 % Säure (He)	22	92	0	0	0,7	0	0	0	0
Kartoffel–, 5 % Säure (D)	16	67	0	0	Spuren	0	0	0	0
Obst–, 5 % Säure (He)	21	88	0	0	0,5	0	0	0	0
Zitronen–, 5 % Säure (He)	18	75	0	0	0,5	0	0	0	0
Estragon–, 6 % Säure (He)	21	88	0	0	0,4	0	0	0	0
Himbeer–, 5 % Säure (He)	30	126	0	0	1,2	0	0	0	0
Balsam–Wein–, 6 % Säure (He)	67	280	0	0	11,8	0	0	0	0

Zeichenerklärung: KH = Kohlenhydrate: Ü = Übergewicht D = Diabetes Typ II
G = Gicht HKK = Herz-Kreislauf-Krankheiten O = Osteoporose V = Verstopfung
• = keine Angaben – = nicht geeignet + = geeignet 0 = neutral

LEBENSMITTEL (100 g verzehrbarer Anteil)	kcal	kJ g	Eiweiß g	Fett g	KH	Ü	D	G	HKK
Gurkenaufguß–, 5,4 % Säure (He)	40	167	0	0	5,8	0	0	0	0
Essigessenz, 25 % Säure (S)	75	314	0	0	0	0	0	0	0
Kapern (He)	21	88	2,6	0,1	0,8	0	0	0	0
Meerrettich, tafelfertig (He)	107	448	2,5	7,4	6,5	0	0	0	0
Meerrettich, Tafel– (N)	77	322	2,9	1,6	11,0	+	+	+	+
Meerrettich, Sahne– (He)	285	1192	2,7	25,3	9,2	–	–	0	–
Pfefferkörner, grün, eingelegt	10	42	0,5	0,5	0,5	0	0	0	0
Pfefferkörner, grün, eingelegt (He)	26	109	1,6	0,8	1,9	+	+	+	+
Remoulade, 80 % Öl (T)	769	3218	1,0	81,0	3,0	–	–	0	–
Remoulade, 50 % Öl (T)	567	2372	1,0	57,0	8,0	–	–	0	–
Remoulade, extraleicht, 10 % Öl (T)	176	736	2,0	10,0	16,0	0	0	0	0
Schaschlikketchup (H)	190	795	1,3	0	45,1	0	0	0	0
Senf, einfach	75	314	10,0	3,0	2,0	0	0	0	0
Senf, Delikateß– (He)	81	339	6,9	3,5	4,0	0	0	0	0
Senf, Dijon– (He)	122	510	8,0	8,4	2,6	0	0	0	0
Senf, Hausmacher (De)	185	774	3,3	2,6	35,6	0	–	0	0
Senf, Kräuter–, mittelscharf (De)	95	398	3,0	2,4	13,9	0	0	0	0
Senf, Löwen–, extra (AF)	165	690	9,5	9,5	7,9	0	0	0	0
Senf, Löwen–, medium (AF)	143	598	7,6	7,6	9,2	0	0	0	0
Senf, mittelscharf (De)	79	331	3,3	2,8	8,3	0	0	0	0
Senf, Rotisseur– (He)	155	640	8,8	10,7	4,5	0	0	0	0
Senf, scharf (De)	168	703	5,5	8,8	14,1	0	0	0	0
Senf, Weißwurst– (De)	103	431	3,6	2,8	14,5	0	0	0	0
Sojasauce, hell (KK)	49	205	5,7	0	6,3	0	0	–	0
Sojasauce, dunkel (KK)	60	251	7,5	0	7,1	0	0	–	0
Tomatenketchup	120	502	1,0	Spuren	28,0	0	–	0	–
Tomatenketchup (T)	107	448	2,0	Spuren	24,0	0	–	0	–
Tomatenmark, 3–fach konzentriert (He)	102	427	5,9	0,4	17,1	0	0	0	0
mit Würzgemüse (He)	120	502	2,8	5,3	14,2	0	0	0	0
Worcestersauce (N)	85	356	0,9	0,3	19,1	0	0	0	0
Worcestersauce (AF)	53	222	0,5	0	11,2	0	0	–	0

i.D.) im Durchschnitt; (AF) Appel & Frenzel; (D) Donath Kelterei; (De) Develey; (H) Homann; (He) Hengstenberg; (KK) Kikkoman; (N) Nadler; (S) Surig; (T) Thomy; (L) Lacroix

LEBENSMITTEL (100 g verzehrbarer Anteil)	kcal	kJ	Eiweiß g	Fett g	KH g	Ü	D	G	HKK

I) SONSTIGES

LEBENSMITTEL	kcal	kJ	Eiweiß	Fett	KH	Ü	D	G	HKK
Agar Agar	0	0	Spuren	0	0	+	+	–	0
Aspikpulver (Re)	287	1201	60,0	0	10,0	+	+	+	+
Aspik, verzehrfertig	14	59	3,0	0	0,5	+	+	+	+
Backpulver	118	494	0	0	28,8	0	0	0	0
Belegkirschen (S)	330	1381	1,0	1,0	77,0	–	–	0	0
Biobin (T)	31	130	5,8	0,8	0	+	+	+	+
Champignons in Aspik (Rei)	50	209	9,0	0,5	2,0	+	+	+	+
Gemüsesülze (Aspik, Rei)	38	159	6,0	0,5	2,0	+	+	+	+
Gemüsesülze mit Ei (Aspik, Rei)	54	226	9,0	1,0	2,0	+	+	+	+
Grießklößchen (Bü)	274	1146	6,5	14,0	28,7	0	0	0	0
Kakaopulver, schwach entölt	280	1172	24,0	12,0	17,0	0	0	0	0
Kuchenglasur, dunkel (S)	631	2640	2,0	45,0	50,0	–	–	0	–
Kuchenglasur, hell (S)	621	2598	2,0	42,0	54,0	–	–	0	–
Marzipan–Rohmasse (S)	463	1937	10,0	29,0	37,0	–	–	0	–
Mokkabohnen (Sch)	481	2013	5,0	27,0	51,0	–	–	0	–
Nußnugat, schnittfest (S)	518	2167	8,0	27,0	57,0	–	–	0	–
Orangeat (S)	299	1251	1,0	0	72,0	–	–	0	0
Rumrosinen (S)***	255	1067	2,0	0	53,0	–	–	–	–
Sago (aus Kartoffelstärke)	330	1380	Spuren	0	80,0	–	–	0	0
Saucenbinder, hell	359	1502	1,6	0	80,3	–	–	0	0
Saucenbinder, dunkel	365	1527	0,8	0	88,3	–	–	0	0
Seetang, trocken	339	1418	38,8	1,9	39,5	0	0	0	0
Seetang, roh	25	105	1,9	0,2	3,8	0	0	0	0
Sojapaste (Miso)	217	908	9,7	3,0	38,7	0	0	0	0
Sojaquark (Tofu)	78	326	6,0	5,0	0,8	0	0	–	0
Sülzenpulver, gewürzt (Re)	274	1146	59,0	0,2	9,0	0	0	0	0
Tortengußpulver, trocken	290	1213	Spuren	0	69,2	0	0	0	0
Trockenbackhefe	300	1255	42,9	Spuren	28,6	0	0	0	0
Zitronat (Sukkade, S)	299	1251	1,0	0	72,0	–	–	0	0

* Keine Daten verfügbar

** Bei den Würzen muß der Gehalt an organischen Säuren berücksichtigt werden, der in den Spalten nicht extra aufgeführt ist, aber mit 3 kcal pro 100 g in die Nährwertberechnung eingeht. Da Essig relativ viel Säure enthält, ist er nicht ganz kalorienfrei, aufgrund der kleinen Mengen, die man benötigt, kann man die Kalorien für einzelne Portionen vernachlässigen.

*** Rumrosinen enthalten noch etwa 4 Prozent Alkohol, die bei der Kalorienangabe berücksichtigt sind.

(AF) Appel & Frenzel; (Bü) Bürger; (De) Develey; (G) Grünland; (H) Homann; (KK) Kikkoman; (Re) Reiter;

(Rei) Reinert; (S) Schwartau; (T) Tartex

5 g Sülzenpulver reichen für 1 Teller Sülze (Fleisch–, Fisch–, Wurst– oder Gemüsesülze).

Die Werte für fertige Sülze enthalten keinerlei Einlagen.

GEWICHTE UND PACKUNGSINHALTE

Oftmals findet man in Rezepten Angaben wie 1 Becher, 1 Päckchen, 1 Eßlöffel, 1 Tasse und ähnliche Mengenangaben, die man zunächst in Gramm umrechnen muß, um dann die Nährwerte berechnen zu können. Das Problem dabei ist, daß es verschiedene Becher-, Löffel- und Tassengrößen gibt. Und nur die wenigsten Menschen besitzen eine Waage, die kleine Mengen grammgenau wiegt. Dies ist aber für eine exakte Rezeptur und für die Nährwertberechnung wichtig, insbesondere wenn es um diätetische Speisen geht. Im folgenden finden Sie die wichtigsten Mengen und Packungsinhalte in Gramm und Milliliter, sowie eine Übersicht über Konserveninhalte (Dosen und Gläser). Hierbei ist sowohl die Glas- bzw. Dosennorm von entscheidender Bedeutung, wie natürlich auch das Abtropfgewicht. Letzteres muß für die Nährwertberechnung herangezogen werden.

Kleine Mengen, schnell abgemessen

(Die Angaben für Eß-und Teelöffelmaße beziehen sich - wenn nicht anders angegeben - auf den gestrichenen Eß- und Teelöffel, verschiedene Maßangaben zum jeweiligen Produkt bedeuten, daß unterschiedliche Größen verwendet werden.)

TROCKENPRODUKTE

Backpulver,	1 Päckchen = 15 g
Cannelloni-Rollen,	1 Rolle, roh = 10 g
Haferflocken,	1 EL = 5 g
Grieß,	1 EL = 15 g
Kartoffelknödelteigpulver,	1 Packung = 200 g (für 6 Knödel)
Kartoffelpürreepulver,	1 Packung = 345 g für 12 Portionen
	1 Packung= 175 g für 6 Portionen
Knäckebrot,	1 Packung = 200 g
	1 Sohoibo = 10 g
Mehl,	1 TL = 5 g
	1 EL = 10 g
Puddingpulver,	1 Päckchen für 1/2 Liter Milch = 40 g
Salz,	1 TL = 5 g
	1 EL = 10 g
Saucenpulver,	1 Päckchen für 250 ml Sauce = 25 g
Semmelbrösel,	1 EL = 5 g
Semmelknödel im Kochbeutel,	1 Packung = 200 g (6 Knödel)
Speisestärke,	1 TL = 5 g
	1 EL = 10 g
Suppenwürfel,	1 Stück für 1/2 Liter Brühe = 15 g
Suppenpulver, Instant,	1 TL = 5 g (für 250 ml Brühe)
	1 gehäufter EL = 20 g (für 1 Liter Brühe)
Vanillinzucker,	1 Päckchen = 8 g
Zucker,	1 TL = 5 g
	1 EL = 10 g

NASSPRODUKTE UND SONSTIGE LEBENSMITTEL

Apfel, mittelgroß,	1 Stück = 150 g
Aufschnittwurst (Brühwurstsorten),	1 Scheibe = 15 bis 25 g
Baguette–Brötchen zum Fertigbacken,	1 Packung (4 Stück) = 300 g
1 Stück (nach dem Backen) = 75 g	
Bratwürste,	1 Packung (aus dem Kühlregal, 10 Stück) = 350 g
	1 Bratwurst = 35 g
Brötchen (Semmel),	1 Stück = 45 bis 50 g
Brot, vorgeschnitten,	1 Packung = 500 g
	1 Scheibe = 45 bis 50 g
Butter, Margarine,	1 TL = 5 g
	1 EL = 10 g
	1 Hotelportion = 20 g
Ei*,	Gewichtsklasse 7 = unter 45 g
	Gewichtsklasse 6 = 45 g bis 50 g
	Gewichtsklasse 5 = 50 bis 55 g
	Gewichtsklasse 4 = 55 bis 60 g
	Gewichtsklasse 3 = 60 bis 65 g
	Gewichtsklasse 2 = 65 bis 70 g
	Gewichtsklasse 1 = über 70 g
	Mittleres Eigewicht* = 57 g (Gewichtsklasse 4)
Eigelb (Eidotter),	mittelgroß = 19 g
Eiweiß (Eiklar),	mittelgroß = 33 g
Fischstäbchen,	1 Packung (10 Stück) = 300 g
	1 Stück = 30 g
Flüssigkeiten, Wasser	1 EL = 10 ml = 10 g, 1 Liter = 1000 g (1 kg)
Saft,	1 EL = 10 g
Milch,	1 EL = 10 g
Sahne und Kondensmilch,	1 EL = 20 g
	1 Tasse = 125/150 ml = 125/ 150 g
	1 Glas = 200/250/330/ ml
	1 Weinglas = 150 ml
	1 Sektglas = 100 ml
Geräuchertes Forellenfilet	1 Filet = 70 g
Geräucherte Forellenfilets ohne Haut,	1 Packung = 125 g
Geräucherte Makrele,	ganz, mit Kopf und Haut = 250 bis 300 g
Geräucherte Pfeffermakrele,	1 Filet = 100 g

* Das Gewicht der Eier hängt ab vom Alter der Legehennen, von der Fütterung, der Hühnerhaltung, der Jahreszeit, der Lagerung und weiteren Faktoren, daher schwankt es. Das Eigewicht bezieht sich auf das gesamte Ei und schließt die Schale mit ein. Bei Eiern der Gewichtsklasse 4 kann von einem Schalenanteil von 5 bis 6 g ausgegangen werden. Auch der Schalenanteil ist natürlichen Schwankungen unterworfen.

Gowürzgurke,	1 kleine Gurke = 20 g
	1 mittelgroße Gurke = 40 g
	1 große Gurke = 50 bis 60 g
Honig,	1 TL = 10 g
	1 EL = 20 g
	1 Hotelportion = 20 g
Joghurt,	1 Becher = 125/150/175/200/250/500 g
Käse, Schnittkäse,	1 Scheibe = 25 bis 30 g
Brie–Ecke,	100 g
Camembert (Rundschachtel),	Inhalt 125 g, 1 Portion= 62,5 g
Schmelzkäse–Ecken,	1 Ecke = 20/25/31,3/41,7 g
Schmelzkäse–Blöckchen,	1 Blöckchen = 150/200 g
Scheibletten,	1 Scheibe = 20 g, Packungsinhalt 10 Stück (200 g)
Frischkäse,	Packungsinhalt 150/200 g
	1 EL = 25 bis 30 g
Mozzarella,	Packungsinhalt Kugel 250 g, abgetropft 125 g
	10 Mini–Kugeln, 150 g abgetropft, 1 Kugel = 15 g
	Packungsinhalt Rolle 500g, abgetropft 250 g
Quark,	Packungsinhalt 250/500 g
	1 EL = 25 bis 30 g
	Geriebener Käse: Parmesan, 1 EL = 10 g
	Geriebener Käse: Emmentaler, 1 EL = 15 g
Kartoffelknödelteig,	aus dem Kühlregal 1 Packung = 750 g
Kiwi,	1 Stück = 70 g
Konfitüre,	1 TL = 10 g
	1 EL = 20 g
	1 Hotelportion = 20 g
Matjesfilet,	1 Stück = 50 bis 75 g
Milch,	1 Flasche = 1 Liter (1000 g)
	1 Packung = $\frac{1}{2}$ Liter (500 g)/1 Liter (1000 g)
Öl,	1 EL Öl = 10 g
Pumpernickel,	1 Scheibe, eckig= 50 g
	rund 1 Scheibe = 20 g (für Häppchen)
Salami,	1 Scheibe, kleines Kaliber (Durchmesser) oder Kantsalami= 4 g
	1 Scheibe, großes Kaliber = 6 bis 8 g
Salatgurke,	1 Stück = 500 bis 700 g
Saure Sahne,	1 Becher = 125/150/175/200/250/500 g
Schinken, gekocht,	1 Scheibe = 30 bis 35 g
Schinken, roh, gut abgehangen,	1 dünne Scheibe = unter 10 g
Schinkenspeck, roh, geräuchert,	1 dünne Scheibe = 10 bis 15 g

Tomate,	1 Stück, mittelgroß = 70 g
	1 Stück, groß = 125 g
Toastbrot,	1 Scheibe = 25 bis 30 g
Wiener Würstchen, frisch,	1 Stück = 60 bis 65 g
Wiener Würstchen aus der Dose,	1 Stück = ca. 40 g
Zwiebel, mittelgroß,	1 Zwiebel = 70 g
Zwiebel, klein,	1 Zwiebel = 35 bis 50 g

EXTRA-TIP

Bei Rezepten empfiehlt es sich, neben der Stückzahl stets auch das Gewicht bzw. das Volumen der jeweils verwendeten Zutat in Klammern anzugeben. Nur so läßt sich das Rezept relativ genau berechnen und nur so kann jeder die Berechnung nachvollziehen. Schreiben Sie beispielsweise 1 mittelgroße Tomate (70 g) ,1 Fleischtomate (125 g) , 1 kleine Tomate (50 g), 3 Fischstäbchen (90 g), 1 Dose Maiskörner (425 ml–Dose, 285 g abgetropft), 3–4 Scheiben gekochter Schinken (100 g), 3 Matjesfilets (150 g), etc.

DOSEN UND GLÄSER
– Einwaagen und Abtropfgewichte auf einen Blick –

Folgende Konservengrößen werden von deutschen Herstellerfirmen angeboten:

1. Dosen

$1/1$–Dose	850 ml
$2/3$–Dose	580 ml
$1/2$–Dose	425 ml
$1/3$–Dose	315 ml

2. Gläser

Normal– bzw. Euro–Glas	720 ml
$1/2$–Glas	370 ml
$1/4$–Glas	210 ml

Konservenware aus dem Ausland wird auch noch in weiteren Größen bzw. Normen angeboten. Die Dosen– und Glasnorm steht in den meisten Fällen auf dem Etikett, die Einwaage (Gesamtinhalt mit Flüssigkeit) und das Abtropfgewicht (Produkt abgetropft) ist dagegen immer angegeben. Maßgebend für die Nährwertberechnung ist das Abtropfgewicht.

Produkt	Dosen–bzw. Glasnorm	Einwaage	Abtropfgewicht
GEMÜSE UND PILZE			
Artischockenherzen, 5–7 Stück	425 ml–Dose	400 g	240 g
Baked Beans	425 ml–Dose	400 g	400 g
Bambussprossen (Schößlinge) in Streifen	370 ml–Glas	330 g	180 g
Bohnenkeimlinge	425 ml–Dose	400 g	180 g
Champagnerkraut	425 ml–Dose	400 g	350 g
Champignons, süßsauer eingelegt	212 ml–Glas	180 g	110 g
Champignons, ganz	425 ml–Dose	400 g	230 g
Champignons, geschnitten	314 ml–Dose	300 g	170 g
Erbsen und Karotten	850 ml–Dose	800 g	530 g
Grüne Bohnen	580 ml–Dose	560 g	340 g
Grüne Erbsen	425 ml–Dose	400 g	280 g
Gurken, Gewürz–	720 ml–Glas	670 g	370 g
Gurkensticks	720 ml–Glas	670 g	360 g
Gurkensticks, Kinder–	580 ml–Glas	530 g	290 g
Kidneybohnen	425 ml–Dose	400 g	255 g
Kidneybohnen	446 ml–Dose	425 g	265 g
Linsen mit Suppengrün	850 ml–Dose	800 g	530 g
Maiskölbchen	370 ml–Glas	330 g	190 g
Maiskölbchen	425 ml–Dose	400 g	230 g
Maiskörner	425 ml–Dose	340 g	285 g
Mixed Pickles	580 ml–Glas	530 g	300 g
Mungbohnensprossen	370 ml–Glas	330 g	180 g
Oliven, gefüllt mit Paprikamark	156 ml–Glas	145 g	85 g
Oliven, gefüllt	370 ml–Glas	330 g	200 g
Oliven, gefüllt	446 ml–Dose	440 g	280 g
Paprikaviertel	720 ml–Glas	650 g	300 g
Rote Bete, Scheiben	720 ml–Glas	670 g	430 g
Rotkohl	720 ml–Glas	680 g	650 g
Rotkohl	850 ml–Dose	810 g	770 g
Rotkohl	314 ml–Dose	300 g	285 g
Sauerkraut	850 ml–Dose	810 g	770 g
Sauerkraut	580 ml–Dose	550 g	520 g
Sauerkraut	314 ml–Dose	300 g	285 g
Schwarzwurzeln	425 ml–Dose	400 g	250 g
Selleriescheiben	720 ml–Glas	650 g	360 g
Sojabohnensprossen	370 ml–Glas	330 g	165 g
Spargelstangen	840 ml–Dose	790 g	495 g
Spargelstangen	266 ml–Dose	250 g	160 g
Tomaten, geschält	425 ml–Dose	400 g	240 g
Tomaten, geschält	720 ml–Dose	650 g	370 g

Produkt	Dosen–bzw. Glasnorm	Einwaage	Abtropfgewicht
Tomatenmark	71 ml–Dose	70 g	70 g
Tomatenmark	142 ml–Dose	140 g	140 g
Weiße Riesenbohnenkerne	425 ml–Dose	400 g	250 g
OBST			
Ananas in Scheiben, im eig. Saft	850 ml–Dose	820 g	490 g
Ananas, in Scheiben, klein, gezuckert	580 ml–Dose	567 g	340 g
Ananasstücke, gezuckert	580 ml–Dose	565	340 g
Apfelmus, gezuckert	720 g –Glas	710 g	710 g
Aprikosenhälften, gezuckert	850 ml–Dose	820 g	480 g
Birnenhälften	425 ml–Dose	420 g	230 g
Feigen	425 ml–Dose	425 g	210 g
Fruchtcocktail	425 ml–Dose	420 g	250 g
Himbeeren, gezuckert	370 ml–Glas	340 g	130 g
Mandarinenspalten	314 ml–Dose	300 g	175 g
Mango in Scheiben	425 ml–Dose	425 g	225 g
Sauerkirschen, entsteint	720 ml–Glas	680 g	370 g
SONSTIGES			
Bratheringfilets	510 ml–Dose	500 g	300 g
Thunfisch in Öl	210 ml–Dose	185 g	150 g

LEBENSMITTEL (100 g verzehrbarer Anteil)	kcal	kJ	Ges.Fett g	MUF g	Vit. E mg

SONDERTABELLE 1

Energie- und Fettgehalte, Gehalte von mehrfach ungesättigten Fettsäuren (MUF) und von Vitamin E ausgewählter Lebensmittel

FETTE UND ÖLE

Tierische Fette

LEBENSMITTEL	kcal	kJ	Ges.Fett g	MUF g	Vit. E mg
Butter	752	3146	83,2	3,0	2,2
Kräuterbutter	663	2766	73,0	2,9	1,8
Milchhalbfett (Halbfettb.)	385	1610	40,5	1,6	1,0
Butterschmalz	897	3752	99,5	3,7	3,6
Schweineschmalz	898	3756	99,7	9,6	2,0
Gänseschmalz	896	3747	99,5	10,9	•
Rindertalg	872	3647	96,5	5,0	1,3
Hammeltalg	747	3125	81,3	3,3	0,5
Lebertran	899	3762	99,9	•	3,3

Pflanzliche Fette

LEBENSMITTEL	kcal	kJ	Ges.Fett g	MUF g	Vit. E mg
Pflanzenmargarine	722	3021	80,0	25,5	16,0
Halbfettmargarine	368	1540	40,0	17,5	6,0
Diätmargarine	722	3021	80,0	46,7	67,0
Reformmargarine (Deli)	721	3017	80,0	33,0	15,0
Kokosfett (Plattenfett)	894	3741	99,0	1,4	1,0
Palmkernfett (Plattenfett)	894	3741	99,8	2,4	•

Pflanzliche Öle

LEBENSMITTEL	kcal	kJ	Ges.Fett g	MUF g	Vit. E mg
Erdnußöl	895	3746	99,4	31,0	25,5
Leinöl	896	3747	99,5	68,7	5,2
Leinöl, vitaminisiert	828	3464	92,0	68,7	50,0
Maiskeimöl	899	3762	99,9	56,0	31,1
Olivenöl	897	3754	99,6	8,1	13,2
Safloröl (Distelöl)	899	3761	99,9	75,0	35,0
Sesamöl	896	3747	99,5	43,2	28,3
Sojaöl	899	3762	99,9	61,0	29,0
Sonnenblumenöl	898	3758	99,8	63,0	55,0
Walnußöl	896	3749	99,5	71,0	38,8
Weizenkeimöl	896	3749	99,6	65,0	215,0

LEBENSMITTEL (100 g verzehrbarer Anteil)	kcal	kJ	Ges.Fett g	MUF g	Vit. E mg
Schalenfrüchte, Nüsse, Kerne und Samen					
Cashewkern	572	2420	42,2	6,9	0,8
Edelkastanie (Marone)	194	822	1,9	•	1.0
Erdnuß, frisch	571	2416	48,1	15,0	10,3
Erdnuß, geröstet	586	2450	49,4	13,8	10,0
Erdnußbutter	630	2636	50,0	12,0	8,6
Erdnußpaste (Erdnußmus)	611	2555	47,8	16,0	•
Haselnußkern	648	2711	61,6	10,5	26,6
Kokosnuß (Mark)	369	1544	36,5	2,8	0,8
Kokosraspel	606	2536	62,0	•	0,1
Leinsamen, geschält	375	1569	30,9	26,0	57,0
Mandelkern	598	2502	54,1	10,2	25,2
Mohnsamen (Blaumohn)	481	2013	41,0	19,0	4,0
Paranuß	666	2787	66,8	25,0	9,3
Pekannuß	702	2937	72,0	17,8	3,1
Pistazienkern	598	2502	51,6	6,8	•
Sesamsamen	565	2364	50,0	19,4	5,7
Sonnenblumenkern, geschält	580	2427	49,0	28,8	21,8
Walnußkern	666	2787	62,0	40,9	12,3
Keime und Sprossen					
Sojabohnensprossen	49	205	1,2	0,1	0,1
Weizenkeime	250	1046	10,0	5,9	8,0

Ges. Fett = Gesamtfettgehalt

* keine Angaben verfügbar

SONDERTABELLE 2

Kohlenhydrataustauschtabelle ausgewählter Lebensmittel, die in einer Diättherapie bei Diabetes mellitus berechnet werden müssen

(1 Broteinheit = 1 BE und entspricht 12 g Kohlenhydrate)

Lebensmittel	1 BE entspricht
Weizenvollkornmehl	20 g
Weizenkeime	45 g
Weizengrieß	20 g
Weizengrütze	20 g
Stärkemehle	15 g
Puddingpulver	15 g

Milch und Milchprodukte	
Milch (alle Fettstufen)	250 g
Buttermilch	250 g
Dickmilch (alle Fettstufen)	250 g
Joghurt (alle Fettstufen)	250 g
Kefir (alle Fettstufen)	250 g
Süßmolke	250 g
Sahne (30 % Fett)	350 g *
Saure Sahne (10 % Fett)	320 g *
Magerquark	300 g

Getreide- und Getreideprodukte	
Buchweizenkorn	15 g
Buchweizengrütze	15 g
Buchweizenvollmehl	15 g
Gerstengraupen	20 g
Grünkern	20 g
Grünkern, gegart	70 g
Grünkernmehl	15 g
Haferflocken	20 g
Hafergrütze	20 g
Hirse	20 g
Hirse, gegart	70 g
Maiskorn, gegart	60 g
Maisgrieß	15 g
Maismehl	15 g
Reis	15 g
Reis, gegart	45 g
Reismehl	15 g
Roggenmehl	20 g
Weizenmehl, Type 405	15 g

Brot- und Backwaren, Teige, Teigwaren	
Baguette	25 g
Brötchen (Weizen-)	25 g
Grahambrot	30 g
Knäckebrot	20 g
Leinsamenbrot	35 g
Pumpernickel	30 g
Roggenbrötchen	30 g
Roggenbrot	30 g
Toastbrot	30 g
Weißbrot	25 g
Weizenmischbrot	30 g
Weizenvollkornbrot	30 g
Butterkeks	15 g
Cräcker, gesalzen	15 g
Salzstangen	15 g
Vollkorn-Zwieback	20 g
Blätterteig, roh (TK)	35 g*
Hefeteig, roh	30 g
Pizzateig, roh	30 g
Nudeln, roh	20 g
Nudeln, gekocht	45 g

110

LEBENSMITTEL	1 BE entspricht	LEBENSMITTEL	1 BE entspricht
Kartoffeln und Kartoffelerzeugnisse		Guave	180 g
Kartoffeln	80 g	Heidelbeeren	60 g
Kartoffelchips	30 g*	Himbeeren	210 g
Kartoffelpüree	100 g	Holunderbeeren	160 g
Kartoffelknödel	45 g	Honigmelone	100 g
Pommes frites	35 g*	Johannisbeeren, rot	150 g
		Johannisbeeren, schwarz	120 g
Hülsenfrüchte		Johannisbeeren, weiß	130 g
Bohnenkerne, roh	25 g	Kakifrucht	80 g
Bohnenkerne, gekocht	50 g	Kaktusfeigen	170 g
Erbsen, getrocknet, roh	20 g	Karambole	150 g
Erbsen, getrocknet, gekocht	40 g	Kirschen, sauer, entsteint	110 g
Linsen, getrocknet, roh	25 g	Kirschen, süß, entsteint	90 g
Linsen, getrocknet, gekocht	75 g	Kiwi	120 g
Kichererbsen, getrocknet, roh	25 g	Kumquat	70 g
Kichererbsen,getrocknet, gekocht	55 g	Litschi	70 g
		Mandarinen, geschält	120 g
Gemüse, kohlenhydratreich		Mangofruchtfleisch	90 g
Grüne Erbsen	110 g	Mirabellen, entsteint	80 g
Maiskörner	60 g	Nektarinen, entsteint	100 g
Maiskolben	190 g	Passionsfrucht	90 g
Rote Bete	140 g	Pfirsich, entsteint	140 g
		Pflaumen, entsteint	100 g
Gemüse, Salatgemüse, Pilze		Preiselbeeren	220 g
alle Sorten (außer den obengenannten Gemüsen) ohne BE-		Reineclauden, entsteint	90 g
Anrechnung bis 200 g		Stachelbeeren	230 g
größere Portionen müssen angerechnet werden		Wassermelonenfruchtfleisch	160 g
		Weintrauben	70 g
Frischobst		**Trockenobst**	
Ananas, frisch	90 g		
Apfel mit Schale	110 g	alle Sorten (Apfel, Aprikose, Banane,	
Apfelsine, geschält	130 g	Dattel, Feige, Pfirsich, Pflaume, Rosine, entsteint) 15 bis	
Aprikosen, entsteint	120 g	20 g	
Banane, geschält	60 g		
Birne mit Schale	130 g	**Fruchtsäfte, ohne Zuckerzusatz**	
Brombeeren	140 g	Apfelsaft	100 g
Cherimoya	90 g	Birnensaft	100 g
Erdbeeren	190 g	Brombeersaft	120 g
Feigen	90 g	Erdbeersaft	160 g
Granatapfelkerne	70 g	Grapefruitsaft	140 g
Grapefruit, geschält	130 g	Himbeersaft	170 g

111

LEBENSMITTEL	1 BE entspricht	LEBENSMITTEL	1 BE entspricht
Holunderbeersaft	160 g	BE-Anrechnung	bis 50 g
Johannisbeersaft, rot	80 g	größere Mengen müssen angerechnet werden	
Orangensaft	110 g	Cashewnüsse	40 g
Pflaumensaft	80 g	Eßkastanien (Maronen)	30 g
Traubensaft	70 g	Pinienkerne	60 g

Nüsse und Samen		**Diabetikerprodukte**	
Erdnüsse, Haselnüsse, Kokosnußmark,		Diabetikerkonfitüre mit Zuckeraustauschstoffen	25 g
Kürbiskerne, Leinsamen, Mandeln, Mohn,		Diabetikerkonfitüre mit Zuckeraustauschstoffen und	
ohne BE-Anrechnung	bis 50 g	Süßstoff	40 g
Paranüsse, Pistazien, Sesamsaat, Sonnen-		Fruchtzucker	12 g
blumenkerne, Walnußkerne ohne		Sorbit	12 g

* wegen des hohen Fett- und Kaloriengehalts bei Übergewicht meiden!

Zu Sondertabelle 2

Diabetiker müssen den Kohlenhydratgehalt der Speisen bei ihrer Diät berücksichtigen und benötigen deshalb ausführliche Angaben. Sollten Sie in dieser KH-Austauschtabelle ein Lebensmittel nicht finden, so schlagen Sie es in der Haupttabelle nach und berechnen die Menge, die 1 BE entspricht, selbst. Hierfür teilen Sie 12 Gramm KH durch die KH-Menge aus der Tabelle. Beispiel: Sie möchten wissen, wieviel Gramm Erdnußflips einer Broteinheit (1 BE) entsprechen. Schlagen Sie den Kohlenhydratgehalt von Erdnußflips in der Haupttabelle nach (58,0 g) und rechnen Sie 12 geteilt durch 58. Sie erhalten 20,7 Gramm. Etwa 20 Gramm Erdnußflips entsprechen also 1 BE. Übergewichtige Diabetiker müssen neben dem Kohlenhydrat auch den Fett- und Energiegehalt berücksichtigen. Bei 20 Gramm Erdnußflips sind dies 4,4 g Fett und 97 kcal!. Prüfen Sie diese Werte anhand der Haupttabelle. Dies ist besonders wichtig bei Käse, Wurst und Fleisch, die zwar die BE-Bilanz nicht belasten, dafür aber oftmals viel Fett und viele Kalorien liefern. Wählen Sie fettarme Sorten. Beachten Sie auch bei den Getränken die Kohlenhydrat- und Energiewerte. Mit Nüssen und Samen (hoher Fett- und Kaloriengehalt) sollten Sie sparsam umgehen.

LEBENSMITTEL (pro 100 g verzehrbarer Anteil oder pro genannter Portion)	Harnsäure (in mg)	LEBENSMITTEL (pro 100 g verzehrbarer Anteil oder pro genannter Portion)	Harnsäure (in mg)

SONDERTABELLE 3

Puringehalte ausgewählter Lebensmittel (angegeben in mg gebildeter Harnsäure pro 100 g Lebensmittel oder pro genannter Portion)

		Schulter, roh	160
		Hackfleisch, halb und halb, roh	127
		Rind	
		Bratenfleisch, roh	140
EIER UND FETTE		Filet, roh	150
		Knochenmark	100
1 Ei (Gewichtsklasse 4, ca. 60 g)	3	Ochsenbrust, roh	110
1 Eigelb, 19 g	3	Schulter, roh	130
1 Eiweiß	0	Suppenfleisch, roh	110
Tierische und pflanzliche Fette und Öle	0		
Mayonnaise, 50 % Pflanzenöl	10	**Kalb**	
		Bratenfleisch, roh	150
		Haxe, roh	140
MILCH UND MILCHPRODUKTE		Lende, roh	160
Milch, alle Fettstufen	0	**Hammel und Lamm**	
Gesäuerte Milchfrischprodukte (Buttermilch, Joghurt, Dickmilch)	0	Hammelkeule, roh	140
		Hammelkotelett, roh	146
Frischkäse, alle Fettstufen	0	Hammellende, roh	146
Camembert, 45 % F. i. Tr.	30	Lammkeule, roh	120
Emmentaler, 45 % F. i. Tr.	10		
Feta, 45 % F. i. Tr.	30	**Geflügel**	
Gouda, alt, 45 % F. i. Tr.	16	Ente, roh	188
Harzer Käse, 10 % F. i. Tr.	20	Ente, gebraten, ohne Haut	180
Limburger, 20 % F. i. Tr.	24	Ente, gebraten, mit Haut	225
Schmelzkäse, 60 % F. i. Tr.	13	Gans i.D., roh	240
Schmelzkäse, 40 % F. i. Tr.	20	Gänsebrust, roh	138
Schmelzkäse, 20 % F. i. Tr.	26	Hähnchenkeule, roh	200
		Hähnchen, gegrillt, ohne Haut	288
		Hähnchen, gegrillt, mit Haut	300
FLEISCH UND FLEISCHWAREN		Haut	250
		Hähnchen, gekocht	170
Schwein		Hähnchenbrust, roh	175
Bratenfleisch, roh	150	Hähnchenkeule, roh	110
Bratenfleisch, gebraten	280	Putenfleisch i.D., roh	188
Filet, roh	170	Putenschnitzel, roh	150
Schnitzel, roh	170		

LEBENSMITTEL (pro 100 g verzehrbarer Anteil oder pro genannter Portion)	Harnsäure (in mg)
Innereien	
Bries (Kalb)	1032
Herz (Schwein)	510
Hirn	100
Niere (Kalb)	240
Niere (Schwein)	255
Leber (Huhn)	243
Leber (Kalb)	260
Leber (Schwein)	300
Leber (Rind)	360
Zunge (Rind)	160
Zunge (Schwein)	140
WURST UND FLEISCHWAREN	
Bierschinken	80
Blutwurst	40
Bockwurst	110
Bratwurst (Kalb)	00
Bratwurst (Schwein)	100
Corned Beef	60
Fleischwurst (Lyoner)	80
Frankfurter Würstchen	70
Frühstücksfleisch	50
Jagdwurst	100
Kabanossi	100
Knackwurst	110
Lachsschinken	180
Leberkäse	70
Leberwurst i.D.	100
Mettwurst (Teewurst)	70
Mortadella, deutsch	100
Salami i.D.	100
Schinken, gekocht, mager	130
Schinken, gekocht, durchwachsen	110
Schinken, roh, mager	160
Schinken, roh, durchwachsen	130
Schinkenspeck	130

LEBENSMITTEL (pro 100 g verzehrbarer Anteil oder pro genannter Portion)	Harnsäure (in mg)
Speck, fett	10
Sojaknackwurst	100
Streichleberwurst	110
Weißwurst	70
Wiener Würstchen	80
WILD UND WILDGEFLÜGEL	
Fasan i.D. ,roh	150
Hasenschulter, roh	213
Hirschkeule, roh	200
Kaninchen, roh	188
Rehkeule, roh	188
FISCH, FISCHWAREN UND MEERESFRÜCHTE	
Aal, geräuchert	115
Anchovis, Sardellen	360
Austern	90
Bismarckhering	180
Brathering, ohne Haut	160
Bückling, ohne Haut	145
Dorsch, ohne Haut, roh	180
Fischstäbchen	110
Forelle, ohne Haut, roh	150
Forelle, mit Haut, roh	200
Hecht	140
Heilbutt	294
Hering, ohne Haut, roh	190
Hering, mit Haut, roh	320
Hering in Gelee	90
Hummerfleisch	175
Kabeljau, ohne Haut, roh	110
Kabeljau, mit Haut, roh	110
Karpfen, ohne Haut, roh	110
Karpfen, mit Haut, roh	150
Kaviar, deutsch	70
Krabben (Shrimps)	165

LEBENSMITTEL (pro 100 g verzehrbarer Anteil oder pro genannter Portion)	Harnsäure (in mg)
Krebsfleisch, roh	60
Lachs, ohne Haut, roh	150
Lachs, geräuchert, ohne Haut	170
Lachs, geräuchert, mit Haut	242
Makrele, mit Haut, roh	185
Makrele, geräuchert, ohne Haut	170
Matjesfilet	210
Miesmuscheln	370
Ölsardinen, ohne Haut und Gräten	220
Rotbarsch, ohne Haut, roh	130
Rotbarsch, geräuchert, ohne Haut	100
Schellfisch, ohne Haut, roh	140
Schellfisch, mit Haut, roh	180
Schillerlocken, geräuchert	140
Schleie, ohne Haut, roh	80
Scholle, ohne Haut, roh	130
Seelachs, mit Haut, roh	185
Seezunge, ohne Haut, roh	127
Sprotten, geräuchert	500
Thunfisch in Öl	180
Zander, ohne Haut, roh	110

GETREIDE UND GETREIDEPRODUKTE

Brot und Backwaren

	Harnsäure (in mg)
Brötchen	100
Grahambrot	63
Knäckebrot	100
Leinsamenbrot	45
Lieken Urkorn	75
Mischbrot	44
Roggenvollkornbrot	50
Weißbrot	70
Weizentoastbrot	100
Weizenvollkornbrot	70
Zwieback	60

LEBENSMITTEL (pro 100 g verzehrbarer Anteil oder pro genannter Portion)	Harnsäure (in mg)
Mehle, Nährmittel und Getreide	
Blütenpollen (Pulver)	260
Buchweizen	150
Cornflakes	100
Gerstengraupen	80
Grieß	80
Grünkern	160
Haferflocken	160
Hirse	100
Reis (Vollkorn), gekocht	35
Reis (weiß), gekocht	25
Roggen	70
Sago	80
Sojamehl, teilentfettet	300
Sojaschrot	200
Tapiokastärke	30
Teigwaren (Eier-), roh	60
Teigwaren (Eier-), gekocht	23
Teigwaren (Vollkorn-), roh	80
Teigwaren (Vollkorn-), gekocht	50
Weizen	90
Weizenkeime	850
Weizenkleie	150
Weizenmehl, Type 405	40
Weizenvollkornmehl	65

GEMÜSE, SALAT, KRÄUTER, PILZE, UND HÜLSENFRÜCHTE	Harnsäure (in mg)
Artischocken	50
Auberginen	20
Austernpilze	90
Bambussprossen (Dose)	15
Blumenkohl	45
Bohnen, grün, frisch	42
Bohnenkerne (Dose)	130
Bohnenkerne, trocken	180
Bohnenkeimlinge (Dose)	20
Brokkoli	50
Champignons	60

LEBENSMITTEL (pro 100 g verzehrbarer Anteil oder pro genannter Portion)	Harnsäure (in mg)	LEBENSMITTEL (pro 100 g verzehrbarer Anteil oder pro genannter Portion)	Harnsäure (in mg)
Chicorée	15	Tomaten	10
Chinakohl	26	Tomatenmark	90
Endiviensalat	11	Weißkohl	20
Erbsen, grün, frisch	150	Wirsing	40
Feldsalat	24	Zucchini	10
Fenchelknolle	16	Zwiebeln	15
Grünkohl	30		
Gurken (Salat-)	6	**Sojaerzeugnisse**	
Gurken (Gewürz-)	16	Sojabohnen, roh	220
Karotten (Möhren)	15	Sojabohnenkeimlinge (Glas)	15
Kartoffeln, roh	15	Sojafleisch, trocken	35
Kichererbsen, getrocknet	130	Sojafleisch, eingeweicht	122
Kohlrabi	30	Sojafleisch, zubereitet	50
Kopfsalat	10	Sojaquark (Tofu)	70
Kresse	30	Sojasauce	60
Kürbis	7		
Lauch (Porree)	40	**Obst**	
Linsen, getrocknet	160	Ananas	20
Maiskörner (Dose)	50	Apfel	15
Maiskörner, getrocknet	60	Aprikose	18
Oliven, schwarz	30	Avocado	30
Oliven, grün	25	Banane	25
Paprikaschoten, grün	10	Birne	15
Paprikaschoten, rot	15	Brombeere	15
Petersilie	40	Erdbeere	25
Pfifferlinge	30	Grapefruit	15
Radieschen	10	Heidelbeere	20
Rettich	10	Himbeere	18
Rosenkohl	70	Honigmelone	25
Rote Bete, frisch	20	Johannisbeere, rot	15
Rotkohl, frisch	40	Kirsche	15
Sauerampfer	55	Kiwi	19
Sauerkraut	25	Orange	20
Schnittlauch	30	Pfirsich	18
Schwarzwurzeln	70	Pflaume	20
Sellerieknolle	30	Preiselbeeren, Kompott	25
Selleriegrün	77	Quitte	30
Spargel	25	Rhabarber	5
Spinat, frisch	50	Stachelbeere, TK	15
Spinat, TK	70	Weintraube	20
Steinpilze		Zwetschge	20

LEBENSMITTEL (pro 100 g verzehrbarer Anteil oder pro genannter Portion)	Harnsäure (in mg)
Schalenfrüchte, Nüsse, Samen und	
Trockenobst	
Erdnüsse, geröstet	80
Haselnüsse	40
Mandeln	40
Paranüsse	22
Walnüsse	25
Leinsamen	100
Mohnsamen	170
Sesamsaat	80
Sonnenblumenkerne	160
Apfel	60
Aprikose	75
Dattel	50
Feige	60
Rosine	110
GETRÄNKE	
Alkoholische Getränke	
Bier	
- Alkoholfreies Schankbier	12
- Altbier	12
- Bockbier, hell, untergärig	13
- Diät-Vollbier	10
- Doppelbock, dunkel	14
- Export, hell	13
- Malzbier	5
- Pils	13
- Vollbier, hell und Lagerbier	15
- Weizen	15
Weine, Sekt, Spirituosen	0
Eierlikör	70
Sherry medium	25

LEBENSMITTEL (pro 100 g verzehrbarer Anteil oder pro genannter Portion)	Harnsäure (in mg)
Alkoholfreie Getränke	
Apfelsaft	8
Cola	100
Cola light	21
Gemüsesaft	5
Grapefruitsaft	10
Karottensaft	5
Orangensaft	12
Sanddornsaft	3
Tomatensaft	5
SONSTIGES	
Suppenwürfel, trocken	140
Instant-Brühe (Pulver), zubereitet für 100 ml Brühe	2
Erbsensuppe (im Päcken) , 100 g verzehrfertig	14
Rindfleischsuppe (im Päckchen), 100 g verzehrfertig	9
Saucenpulver (Bratensauce) für 250 ml fertige Sauce	50
Bratenfond im Glas, 100 ml	117
Gemüsefond im Glas, 100 ml	5
Gelatine	20
Hefe, frisch (pro Würfel bzw. 42 g)	189
Hefe, frisch, pro 100 g	450
Marzipan	50
Nuß-Nougatcreme	70
Eiscreme (Vanille)	11
Vollmilchschokolade	60

Zu Sondertabelle 3

Purine sind Bestandteile jeder Zelle und hauptsächlich im Zellkern lokalisiert. Deshalb enthalten nicht nur tierische Produkte, sondern auch pflanzliche Lebensmittel Purine in unterschiedlichen Mengen. Purine werden im Körper zu Harnsäure abgebaut, diese muß ausgeschieden werden. Bei Veranlagung zur Gicht (Hyperuricämie) funktioniert die Ausscheidung über die Niere nicht optimal, sodaß es zur Harnsäureanreicherung des Blutes kommt. Die Ernährung muß dann purinarm gestaltet werden, um die Harnsäurebelastung so niedrig wie möglich zu halten. 1 Milligramm Purin-Stickstoff entspricht 2,4 Gramm gebildeter Harnsäure. Meist rechnet man Purin mit dem Faktor 3 in Harnsäure-Äquivalente um. Sollten Sie also einmal auf Purinangaben stoßen, so verdreifachen Sie die Werte und erhalten so die Menge der gebildeten Harnsäure, die schließlich für den Harnsäurespiegel des Blutes und für eine entsprechende Diät ausschlaggebend ist. Beachten Sie bei der Nahrungszubereitung stets die verwendeten Mengen und die Portionsgröße. Spargel beispielsweise liefert pro 100 g „nur 25" mg Harnsäure, die übliche Verzehrsmenge beträgt aber bei diesem Edelgemüse nicht selten 500 g. Damit liefert die Spargelmahlzeit bereits 125 mg Harnsäure - völlig ohne Fleisch oder Schinken. Purinfrei sind Fette, Öle und Milchprodukte sowie Süßwaren. Gereifte Käsesorten enthalten kleine Purinmengen, die von den Käsereikulturen (lebende Zellen!)kommen. Spitzenreiter im Harnsäuregehalt sind Innereien. Sie sind bei Hyperuricämie absolut tabu. Da Gicht vielfach mit anderen ernährungsbedingten Krankheiten vergesellschaftet ist, insbesondere mit Übergewicht und hohem Blutdruck, beachten Sie bitte auch die Fett- und Energiegehalte der Lebensmittel (Haupttabelle).

SONDERTABELLE 4

Jodgehalt ausgewählter Lebensmittel
(in Mikrogramm (μg) pro 100 g verzehrsfähiges Lebensmittel)

MILCH UND MILCHPRODUKTE

Lebensmittel	Jodgehalt
Muttermilch	6,0
Kuhmilch, 3,5 % Fett	7,5
Kuhmilch, 1,5 % Fett	7,5
Kuhmilch, mager	7,5
Schafmilch	10,0
Ziegenmilch	4,0
Aromatisierte Milchmischgetränke i.D.	7,5
Buttermilch	5,0
Dickmilch, alle Fettstufen	7,5
Joghurt, alle Fettstufen	7,5
Kefir, alle Fettstufen	7,5
Kondensmilch, 7,5 % Fett	8
Kondensmilch, 10 % Fett	10,0
Molkenpulver	680,0
Sahne, (Kaffeesahne), 10 % Fett	10,0
Sahne (Schlagsahne), 30 % Fett	9,0

FRISCHKÄSE UND KÄSE

Lebensmittel	Jodgehalt
Quark, mager bis 20 % F. i. Tr.	10,0
Quark, 40 % F. i.Tr.	9,0
Frischkäse, 60 % F. i. Tr.	7,0
Frischkäse, 70 % F. i. Tr.	7,0
Körniger Frischkäse (Hüttenkäse), 20 % F. i. Tr.	20,0
Schmelzkäse, streichfähig und schnittfest, alle Fettstufen	35
Allgäuer Hartkäse, 45 % F. i. Tr.	40
Appenzeller, Tete de Moine, 50 % F. i. Tr.	35
Bergkäse, Emmentaler, Greyerzer, Sbrinz, 45 % F. i. Tr.	40
Blauschimmelkäse, 45 % F. i. Tr.	35
Blauschimmelkäse, 50, 60 und 70 % F. i. Tr.	20
Butterkäse, bis 50 % F. i. Tr.	35
Butterkäse, 55 % F. i. Tr.	32

LEBENSMITTEL (100 g verzehrfähiger Anteil)	Jodgehalt (in μg)
Butterkäse, 60 % F. i. Tr.	30
Camembert, alle Fettstufen, Gorgonzola	20
Chester, 45 und 50 % F. i. Tr.	52
Edamer, 30 und 40 % F. i. Tr.	30
Feta, alle Fettstufen	25
Gouda, Steppenkäse, 40 und 45 % F. i. Tr.	35
Kochkäse, alle Fettstufen	15
Limburger und Romadur, alle Fettstufen	20
Mozzarella, 45 % F. i. Tr.	15
Parmesan, 32 % F. i. Tr.	40
Provolone, 35 % F. i. Tr. 15	
Sauermilchkäse (Harzer, Mainzer, Korbkäse)	10
Tilsiter, Esrom, alle Fettstufen	30
Weißlacker, alle Fettstufen	20
Ziegenschnittkäse, 45 % F. i. Tr.	13
Ziegenweichkäse, 45 % F. i. Tr.	10

FISCHE UND MEERESFRÜCHTE

Seefische

Bismarckhering	bis 75
Brathering	130
Bückling	55
Heilbutt	50
Hering	52
Kabeljau	120
Kaviar, russischer	25
Lachs	35
Makrele	75
Meeräsche	330
Rotbarsch (Goldbarsch)	100
Sardine	30
Sardinen in Öl	25
Schellfisch	245
Scholle	190
Seelachs (Köhler)	200
Seezunge	17
Thunfisch	50

LEBENSMITTEL (100 g verzehrfähiger Anteil)	Jodgehalt (in µg)
Süßwasserfische	
Aal, Flußaal	4
Aal, geräuchert	5
Barsch (Flußbarsch)	4
Flunder	30
Forelle	3
Karpfen	2
Lachs (Salm)	35
Meeresfrüchte	
Austern	60
Garnelen (Shrimps)	130
Hummer	100
Miesmuscheln	130
Steckmuschel	120
Tintenfisch	20
Sonstiges	
Hühnerei	10
Hüherei-Eigelb	8 bis 16
Hühnerei-Eiklar	7
Jodiertes Speisesalz	2000

Zu Sondertabelle 4

Die Hauptjodquellen sind Milchprodukte und vor allem Seefische. Milchprodukte stehen täglich auf unserem Speiseplan und haben mengenmäßig eine große Bedeutung für die Deckung des Jodbedarfs. Es gibt auch Käse, der mit Jodsalz hergestellt wird. Brot wird ebenfalls täglich in größeren Mengen verzehrt, weshalb hier immer öfter jodiertes Speisesalz zur Deckung unseres Jodbedarfs zum Einsatz kommt. Jodiertes Speisesalz wird für die Nahrungszubereitung empfohlen. Pro Kilogramm Kochsalz sind 15 bis 25 Milligram Jod zugesetzt, im Durchschnitt also 20 Milligramm. Das entspricht einer Menge von 2 Milligramm (bzw. 2000 Mikrogramm) Jod pro 100 Gramm Kochsalz. Salz wird nur in kleinen Mengen verwendet. Mit 5 Gramm jodiertem Kochsalz pro Tag würden wir etwa 100 µg Jod aufnehmen. Fleisch, Getreideprodukte, Obst und Gemüse sowie Eier enthalten nur ganz wenig Jod (maximal 10 µg pro 100 g), ihr Jodgehalt ist abhängig vom Jodgehalt der Böden und unterliegt regionalen Schwankungen. Unser Jodbedarf läßt sich durch diese Nahrungsmittel nicht decken, zumal wir sie dann in sehr großen Mengen zu uns nehmen müßten. Der Jodbedarf eines Erwachsenen liegt bei 200 µg pro Tag und wird durch 1 Fischmahlzeit (Seefisch!) leicht gedeckt: 100 g Seelachs liefert bereits 200 µg Jod, 150 g Scholle 285 µg, und 200 g Rotbarsch 198 µg Jod. Eine Fischmahlzeit sollte 150 bis 200 g Fisch (Frischgewicht, küchenfertig vorbereitet) enthalten und 1 bis 2 mal pro Woche auf den Tisch kommen.

Produkt (pro 100 g)	Vol.% Alk (ml Alk./100ml Getr.)	Alkohol (g)	KH (g) bzw. Extrakt*	kcal	kJ

SONDERTABELLE 5

Alkohol- und Nährwertgehalt von alkoholischen Getränken

Biere **

Produkt	Vol.% Alk	Alkohol (g)	KH (g)	kcal	kJ
Alkoholarmes Bier	bis 0.6	bis 0,5	5,4	28	117
Leichtbier, untergärig	2,5 bis 3,0	2,0 bis 2,8	29	121	
Diät-Vollbier	5	4,0	0,9	33	138
Altbier	5	4,0	3,2	43	180
Bockbier	7	5,5	5,0	62	259
Doppelbockbier	8	6,3	5,5	69	289
Einfachbier	1 bis 2	0,8 bis 1,6	2,5	21	88
Exportbier	5	4,0	4,3	47	197
Kölsch	5	4,0	3,0	42	176
Lagerbier	5	4,0	3,3	43	180
Malzbier	bis 0,6	bis 0,5	10,8	48	201
Nährbier	bis 1,6	1,3	10,5	53	222
Pils	5	4,0	3,1	43	180
Weizenbier	5	4,0	4,0	46	193

Weine und weinhaltige Getränke ***

Produkt	Vol.% Alk	Alkohol (g)	KH (g)	kcal	kJ
Apfelwein, trocken (Cidre, herb)	5	4,0	2,6	45	188
Dessertwein i. D.	14	11,0	14,0	133	556
Fruchtdessertwein	13 bis 14	10,3 bis 11,0	12,0	127	531
Fruchtwein i. D.	8 bis 10	6,3 bis 7,9	5,0	75	314
Glühwein	9	7,0	8,5	83	347
Portwein i. D.	19,5	15,4	6,5	134	561
Madeira	18	14,2	4,0	65	272
Malaga	12	9,5	18,0	138	577
Marsala	12	9,5	4,0	82	343
Reiswein, asiatisch	14	11,0	4,0	94	393
Rosewein	10	7,9	3,9	72	301
Rotwein, trocken, leicht	10	7,9	2,2	65	272
Rotwein	12	9,5	0,5	69	289
Rotwein trocken, schwer	12	9,5	2,2	76	318
Sangria	11 bis 12	8,7 bis 9,5	6,5	90	377
Sherry, trocken	17	13,4	4,0	110	460
Sherry, mild	20	15,8	6,0	135	565
Tokayer	18	14,2	14,0	155	649
Valpolicella (D)	12	9,5	2,0	726	3038

Produkt (pro 100 g)	Vol.% Alk (ml Alk./100ml Getr.)	Alkohol (g)	KH (g) bzw. Extrakt*	kcal	kJ
Vernatsch, Südtiroler (D)	12	9,5	2,0	726	3038
Weißburgunder, Südtiroler (D)	12	9,5	2,0	726	3038
Weißwein	12	9,5	3,0	79	381
Weißwein, trocken	10,5	8,3	bis 2,6	69	289
Weißwein, halbtrocken	10	7,9	bis 2,6	66	276
Weißwein, lieblich	8 bis 9	6,6 bis 7,1	3,0	62	259
Wermuth, trocken, weiß	15	11,9	10	123	515
Wermuth, süß	18	14,2	155	649	

Sekt und Schaumweine

Produkt (pro 100 g)	Vol.% Alk (ml Alk./100ml Getr.)	Alkohol (g)	KH (g) bzw. Extrakt*	kcal	kJ
Asti spumante	8	6,3	11,0	88	368
Champagner	12	9,5	4,0	83	347
Sekt, trocken	11	8,7	3,5	75	314
Sekt, lieblich	11	9,0	11,0	107	448
Diabetiker-Sekt	11	9,0	2,0	71	297

Spirituosen

Produkt (pro 100 g)	Vol.% Alk (ml Alk./100ml Getr.)	Alkohol (g)	KH (g) bzw. Extrakt*	kcal	kJ
Advocaat Eierlikör (V)	20	14,5	26,7	277	1159
Angostura Bitter	44	34,8	0	243	1017
Anisette	25	19,8	47,0	330	1381
Apfelkorn (Be)	20	15,8	19,4	201	841
Apfelschnaps (S)	21	16,6	23,9	213	891
Apricot Brandy (B)	29	22,9	32,1	291	1218
Aquavit	38	30,0	0	210	879
Aquavit	40	31,6	0	221	925
Arrak	38	30,0	0	210	879
Attaché (E)	36	28,4	1,6	205	858
Bacardi	45	35,6	0	249	1042
Bananenlikör, gelb (B)	29	22,9	39,0	322	1347
Bananenlikör, grün (B)	22	17,4	32,4	254	1063
Birnenschnaps	40	31,6	0	221	925
Boonekamp	40	31,6	0,8	225	941
Bommerlunder	38	30,0	0	210	879
Branntwein (Klarer)	32	25,3	0	177	741
Branntwein (Klarer)	38	30,0	0	210	879
Calvados	42	33,2	0	232	971
Campari Bitter	25	19,7	25,0	238	996
Chantre	36	28,4	1,4	205	858
Chantre Cream***	15	11,9	31,0	255	1067
Cherry Brandy (B)	24,0	19,0	34,2	272	1138
Cocoslikör (B)	24	19,0	22,2	223	933

Produkt (pro 100 g)	Vol.% Alk (ml Alk./100ml Getr.)	Alkohol (g)	KH (g) bzw. Extrakt*	kcal	kJ
Coffee Likör (B)	25	19,8	31,9	268	1121
Cognac	40	31,6	0	221	925
Cointreau	40	31,6	30,0	341	1427
Creme de Banane ((B)	29	22,9	39,7	322	1347
Creme de **** Cacao, braun (B)	27	21,3	45,8	336	1406
Creme de *** *Cacao, weiß (B)	27	21,3	40,0	312	1305
Creme de **** Cassis	16	12,6	40,0	248	1038
Curacao, Blue (B)	30	23,7	35,1	309	1293
Curacao Triple sec (B)	39	30,8	30,5	336	1409
Doppelkorn	38	30,0	0	210	879
Dry Gin (B)	37,5	29,6	0	201	866
Edelkirsch (E)	25	19,8	38,5	295	1235
Edelkirsch Cream***(E)	15	11,9	37,0	270	1130
Eierlikör (B)	20	15,8	20,0	285	1192
Fruchtlikör i . D.	30	23,7	30,0	286	1197
Gin	45	35,6	0	249	1042
Grand Marnier	40	31,6	30,0	341	1427
Grappa	40	31,6	0	221	925
Grappa	45	35,6	0	249	1042
Himbeergeist	37,5	29,6	0	207	867
Himbeergeist, Schwarzwälder	40	31,6	0	221	925
Honiglikör	30	23,7	31,6	292	1222
Kirschlikör (Kirsch Beere, S)	21	16,6	24,8	217	908
Kirschwasser (B)	40	31,6	0	221	925
Kiwi Wonder (B)	20	15,8	22,2	201	841
Klarer Schnaps (Korn)	32	25,3	0	177	741
Klarer Schnaps (Doppelkorn)	38	30,0	0	210	879
Kräuterlikör	50	39,5	*	277	1159
Kräuterlikör	32	25,3	15,0	237	992
Kümmel	30	23,7	30,0	286	1197
Mandarinenlikör (B)	29	22,9	30,6	284	1188
Maraschino (B)	30	23,7	41,5	335	1402
Obstler	45	35,6	0	249	1042
Orangen Bitter (B)	39	30,8	3,2	229	958
Orangenlikör (Red Orange, B)	24	19,0	25,5	237	992
Ouzo	40	31,6	0	221	925
Pfefferminzlikör	30	23,7	45,0	391	1636
Pfirsichlikör	18	14.,2	24,0	195	816
Rum, braun	40	31,6	0	221	925
Rum, braun	54	42,7	0	299	1251
Rum, braun (Strohrum)	80	63,2	0	442	1849

Produkt (pro 100 g)	Vol.% Alk (ml Alk./100ml Getr.)	Alkohol (g)	KH (g) bzw. Extrakt*	kcal	kJ
Rum, weiß	37,5	29,6	0	207	866
Samba (S)	21	16,6	25,2	217	908
Sambucca	40	31,6	0	221	925
Schokogeheimnis (Be)	15	11.9	38,3	236	987
Tequila	38	30	0	210	879
Underberg	44	34,8	32,0	371	1552
Vanillegeheimnis (Be)	15	11,9	40,2	244	1021
Wacholder (S)	32	25,3	0	177	741
Weinbrand	38	30,0	2,0	218	912
Weizenkorn (S)	32	25,3	0	177	741
Williams Christ Birnenschnaps	37,5	29,6	0	207	866
Williams Christ Birnenschnaps, Schwarz	40	31,6	0	221	925
Whiskey, Irish	45	35,6	0	249	1042
Whisky, Scotch	43	34,0	Spuren	238	996
Wodka (S)	37,5	29,6	0	208	870
Wodka	40	31,6	0	222	929
Zwetschgenwasser	40	31,6	0	221	925

* Der Kohlenhydratgehalt ist bei den meisten Alkoholika praktisch identisch mit dem Extrakt. Der Extrakt beinhaltet alle nicht verdampfbaren Substanzen, also Kohlenhydrate, Eiweiß, Fett teilweise organische Säuren und die Mineralstoffe. Außer den Kohlenhydraten spielen nur Eiweiß und Fett für den Energiegehalt eine Rolle und dies auch nur bei Bier und bei einigen Likören.

** Biere und Weine enthalten kleine Mengen Eiweiß. Der Eiweißgehalt reicht von 0,1 g bei Einfachbier bis 0,8 g pro 100 g bei Doppelbockbier. Im Durchschnitt enthält Bier 0,5 g Eiweiß pro 100 g. Wein enthält pro 100 g nur 0,1 bis 0,2 g Eiweiß.

*** Sahne- und Creamliköre enthalten außer Alkohol und Zucker auch nennenswerte Mengen an Eiweiß und Fett, im Durchschnitt 2,1 % Eiweiß und 8,1 % Fett. Bei Eierlikör ist aufgrund des hohens Eigelbanteils der Gehalt an Cholesterin zu berücksichtigen.

**** Creme de... nennt man Liköre, die 40 g Zucker und mehr pro 100 g enthalten.

i. D. = im Durchschnitt: (D) = Donath;   (S) = Strothmann;   (B) = Bols;   (Be) = Berentzen;   (E) = Eckes;   (V) = Verpoorten

Zu Sondertabelle 5:

Der Alkoholgehalt bestimmt bei alkoholischen Getränken maßgebend ihren Energiegehalt. Er wird auf den Getränken in Volumenprozent (%-Vol) angegeben, was bedeutet »Milliliter Alkohol pro 100 Milliliter Getränk«. Der Alkoholgehalt wird also in Milliliter (ml) angegeben, andere Nährstoffgehalte werden in Nährstofftabellen aber stets in Gramm ausgewiesen. Auch die Energieangaben (kcal, kJ) beziehen sich auf das Gewicht und nicht auf das Volumen. Deshalb ist es sinnvoll, auch den Alkoholgehalt in Gramm umzurechnen. Alkohol hat ein anderes spezifisches Gewicht (Dichte) als Wasser, deshalb sind 100 ml Alkohol nicht gleich 100 g, wie es bei Wasser des Fall ist. 1 ml Alkohol wiegt 0,79 g. Ein Likör, beispielsweise der 30 %-Vol. Alkohol enthält , hat also in 100 Milliliter (ml) 30 Milliliter reinen Alkohol, aufgrund des spezifischen Gewichts aber 23,7 Gramm reinen Alkohol. 1 Gramm Alkohol liefert rund 7 Kilokalorien (kcal). 23,7 g aus dem genannten Beispiel entsprechent 166 kcal. Hinzu kommt bei vielen alkoholischen Getränken noch ein beträchtlicher Zuckergehalt (Liköre, süße Weine, süßer Sekt etc.). Eiweiß und Fett spielen nur bei wenigen Alkoholika eine Rolle (Eierlikör, Sahne-Cream-Likör). Anhand dieser Tabelle kann man leicht den Alkohol- und Energiegehalt von Drinks, Desserts und anderen mit Alkohol zubereiteten Speisen berechnen. Bei Speisen, die erhitzt werden, ist zu berücksichtigen, daß Alkohol hitzeempfindlich und leicht flüchtig ist. Die in der Speise verbleibende Alkoholmenge ist abhängig vom Grad der Erhitzung und von der Erhitzungsdauer. Sie läßt sich nur qualitativ angeben, beispielsweise als Hinweis auf Speisekarten (»mit Rotwein zubereitet«, »enthält Alkohol«...). Solche Hinweise sind wichtig für ehemals Alkoholkranke und für alle Menschen, die Alkohol meiden sollen.

Rechenbeispiele:

Ein Gläschen Obstler (2 cl sind 20 ml) enthält (100 g-Werte multiplizieren mit dem Faktor 0,2):
7,1 g Alkohol und rund 50 kcal (209 kJ). Ein Gläschen Advocaat Eierlikör (Verpoorten, 2 cl) enthält 2,9 g Alkohol und 55 kcal (230 kJ). Bei den Sahne-, Eier- und Creamlikören ist das Volumen (Rauminhalt in Milliliter) nicht identisch mit dem Gewicht, weil Zutaten wie Sahne, Eigelb, und Zucker enthalten sind. Für den normalen Gebrauch reicht es aber aus, die angegebenen Zahlen zu verwenden und dann zu runden.

RAUM FÜR EIGENE NOTIZEN

LITERATURVERZEICHNIS

Bundesgesundheitsamt (Hrsg.),
Bundeslebensmittelschlüssel (BLS, Version II),
Berlin 1989

Deutsche Gesellschaft für Ernährung (Hrsg.),
Empfehlungen für die Nährstoffzufuhr,
Umschau-Verlag, Frankfurt 1991

Kalorien mundgerecht, Umschau-Verlag,
Frankfurt 1995

Renner, Renz, Schauen, Nährwerttabellen für
Milch und Milchprodukte, Verlag M. Drahten,
Gießen 1994

Souci, S.W., Fachmann, W., Kraut, H., Der kleine
»Souci-Fachmann-Kraut«, Lebensmitteltabelle
für die Praxis, Wissenschaftliche
Verlagsgesellschaft, Stuttgart 1991

Souci, S.W., Fachmann, W., Kraut, H., Die
Zusammensetzung der Lebensmittel,
Wissenschaftliche Verlagsgesellschaft,
Stuttgart 1994

Firmen, die Information zur Verfügung stellten:

Agrarfrost, Aldrup/Wildeshausen
Albi-Säfte, Bühlenhausen
Appel & Frenzel GmbH, Düsseldorf
Bols/Strothmann-Brennereien, Minden
Bonduelle GmbH, Homburg/Saar
Bürger Feinkost und Küchenservice, Ditzingen
Develey Feinkostfabriken GmbH, Unterhaching
Donath Kelterei, Bruckmühl
3 Glocken GmbH, Weinheim
Eckes-Granini GmbH & Co. KG, Nieder-Olm
Eraooo GmbH oHG, Lübook
Erbacher GmbH/Josera, Kleinheubach
Friki frisch Geflügelfleischerzeugnisse, Essen-Werden
Grafschafter Krautfabrik, Meckenheim
Grünland Allgäuer Käsewerke GmbH, Kempten
Haribo GmbH & Co. KG, Bonn
Rich. Hengstenberg GmbH & Co., Esslingen
Homann Lebensmittelwerke GmbH, Dissen a. Tw.
Jacobs Suchard Manufacturing GmbH & Co. KG, Bremen
Karwendelwerke, Buchloe
Kikkoman Trading Europe, Düsseldorf
Peter Kölln-Köllnflockenwerke, Elmshorn
Lacroix, Maisach
MacCain GmbH, Eschborn
Mc Donald's, München
Milchwerke Geislingen, Geislingen
Alois Müller GmbH & Co., Aretsried
Nadler Feinkost GmbH, Mannheim
Pfanni-Werke GmbH & Co. KG, München
Rabenhorst, Unkel (Rhein)
Reinert Wurstspezialitäten, KG, Versmold
Reiter, Augsburg
Schneekoppe GmbH, Mönchengladbach
Schwartauer Werke GmbH & Co., Bad Schwartau
Surig Essig-Essenz/Fiedler PR, Hamburg
Thomy, Frankfurt
Union Deutsche Lebensmittelwerke GmbH, Hamburg
Verband der deutschen Fruchtsaftindustrie e.V., Bonn
Verpoorten GmbH & Co. KG, Bonn
Vogt & Wolf, Gütersloh
Zott KG, Mertingen